DIE PROTEIN PLUS DIÄT

Die Autoren

Dr. med. Volker Glittenberg ist Facharzt für Chirurgie mit eigener Praxis. Seine Gebiete sind die Unfallchirurgie, die Plastische Chirurgie und die Sportmedizin. Bevor er sich in Deutschland niederließ, war er Chefarzt der Euroklinik auf Mallorca.

Frank Glittenberg, der Bruder des Mediziners, ist Journalist und lebt in Hamburg. Als Chefredakteur war er für eine Reihe von Veröffentlichungen und die Konzeption verschiedener Buchprojekte verantwortlich.

Das Buch

Der Chirurg und Sportmediziner Dr. med. Volker Glittenberg hat während seiner Tätigkeit als Chefarzt der Euroklinik auf Mallorca mit der Diät für Sportler gearbeitet, die nach einer Operation ohne das gewohnte Training drastisch an Gewicht zunahmen. Diese Methode basiert auf einer hohen Proteinzufuhr und normalisiert, in Verbindung mit entsprechenden Aufbauübungen, die in diesem Buch beschrieben sind, das Gewicht sehr schnell. Die PROTEIN plus DIÄT kann nun, in leicht abgewandelter Form, von allen genutzt werden, die ihr Übergewicht rasch loswerden wollen. Sie basiert auf der physiologischen Erkenntnis, dass die Schilddrüse bei einer hohen Zufuhr von Eiweiß verstärkt Hormone produziert, die dafür sorgen, dass Nährstoffe und Fettdepots besonders gut verbrannt werden. Während der 8- bis 14-tägigen Diät wird ausschließlich Fett und nicht, wie bei vielen anderen Diäten, Muskelmasse abgebaut. Durch spezielle Übungen wird die Fettverbrennung zusätzlich und nachhaltig unterstützt und die Muskulatur trainiert. Das einmal erreichte Gewicht wird durch Einnahme der Proteinnahrung (ein- bis zweimal pro Woche) gehalten, der befürchtete Jojo-Effekt bleibt aus.

Darüber hinaus sind wertvolle Tipps und zahlreiche Hinweise für eine gesunde und ausgewogene Ernährung, auch nach der Diät, enthalten.

Dr. med. Volker Glittenberg

Frank Glittenberg

DIE PROTEIN PLUS DIÄT

Ihre Traumfigur
schnell erreichen und
für immer behalten

Christians

Die Deutsche Bibliothek – CIP-Einheitsaufnahme

Ein Titeldatensatz für diese Publikation ist bei
der Deutschen Bibliothek erhältlich

Umschlaggestaltung: N. Behrens
Gestaltung: N. Behrens
Umschlagabbildung: Christoph Keller
Tabellen/Illustrationen: N. Behrens
Abbildungen Seite 56 - 62: Christoph Keller

Gesamtherstellung: Christians Druckerei, Hamburg
ISBN 3-7672-1349-4

Printed in Germany

Inhalt

Vorwort

Freuen Sie sich darauf, Ihr Leben positiv zu verändern!

Ihr Körper gefällt Ihnen nicht, wenn Sie in den Spiegel schauen? Sie bekommen einen Schreck, wenn Sie sich auf die Waage stellen? Sie haben ein paar Pfunde zuviel drauf?

Keine Sorge. Sie befinden sich in bester Gesellschaft. Rund ein Drittel aller Deutschen hat mit dem Problem des Übergewichts zu kämpfen. Jeder Zweite hat bereits eine Diät hinter sich.

Vielleicht erinnern Sie sich an einen Bundeskanzler, dem es ähnlich ging und der wegen seiner Leibesfülle von den Karikaturisten als Birne verspottet wurde. Jahr für Jahr machte er eine Abmagerungskur. Zuerst waren seine Diäten noch ein Medienereignis. Später wurde er zu diesem Thema immer schweigsamer. Denn ihm ging es so wie vielen, wie den meisten, die sich verbissen einige Kilo abhungern: Der Erfolg ist nur von kurzer Dauer. Schon bald ist nicht nur der alte Speck wieder drauf. Die Waage erreicht nur wenige Wochen nach der Kur neue Höchstwerte. Der Jojo-Effekt – Sie kennen das. Mit diesem Problem kämpfen nicht nur Sie, sondern so gut wie alle Übergewichtigen.

Doch das ist noch lange kein Grund zur Kapitulation. Gewichtsprobleme sind ebenso wie der Jojo-Effekt auf seit langem bekannte ernährungsphysiologische Prozesse im Körper zurückzuführen.

Übergewicht lässt sich korrigieren, der Jojo-Effekt ausschalten – es kommt nur darauf an, die dafür verantwortlichen Prozesse zu analysieren und daraus die Konsequenzen zu ziehen. Mit der PROTEIN plus DIÄT zeigen wir Ihnen den richtigen Weg.

Bevor Sie Ihre Diät beginnen, müssen wir Sie allerdings darauf hinweisen, dass auch beim Abnehmen der Grundsatz gilt: Ohne Fleiß kein Preis. Es ist auch bei der PROTEIN plus DIÄT nicht damit getan, während der Diät alle Vorschriften genau zu befolgen und danach wieder zum gewohnten Essverhalten überzugehen.

Einen lang anhaltenden Erfolg werden Sie auch mit der PROTEIN plus DIÄT nur erreichen, wenn Sie Ihre Lebens- und Essgewohnheiten den Bedürfnissen Ihres Körpers anpassen. Das heißt nicht, dass Sie in Zukunft hungern sollen. Wichtig ist nur, dass Sie sich gesund ernähren und Ihrem Körper genau die Nahrungsmittel zuführen, die er braucht. Dabei gilt es, vor allem ein Überangebot von Fett zu vermeiden. Obst, Gemüse und Salat werden in Zukunft einen wichtigen Platz auf Ihrem Speisezettel einnehmen und die gewohnte Portion Pommes frites mit dem Klacks Mayonnaise ersetzen. Außerdem gehören ein wenig Bewegung und zusätzlicher Sport zum Programm.

Tipp

Behalten Sie immer das Ziel im Auge, dann wird Ihre Diät erfolgreich sein.

Förderlich für Ihre Gesundheit und den Erhalt der einmal erreichten schlanken Linie wäre es, wenn Sie sich darüber hinaus hin und wieder mit Freundinnen nicht ins Café, sondern zum Joggen oder zu einer Radtour verabredeten. Eine andere Idee: Öfter mal einen Fernsehabend durch ein paar Stunden in einem Fitnessstudio oder in einem

Sportverein zu ersetzen. Vielleicht treffen Sie dort sogar Menschen, die ähnlich wie Sie Ihre Lebensgewohnheiten umgestellt haben und es inzwischen genießen, fit und schlank zu sein. Sie wissen ja: Gemeinsamkeit macht stark und hilft, sich neuen Herausforderungen zu stellen.

Tipp

Passen Sie Ihre Lebens- und Essgewohnheiten den Bedürfnissen Ihres Körpers an!

Mit diesen Vorschlägen wollen wir Sie nicht abschrecken. Im Gegenteil, wir möchten Sie dazu ermuntern, Ihre Diät nicht wie ein lästiges Übel zu absolvieren, sondern ganz bewusst mit dem Gedanken zu beginnen: Ich möchte schlank werden und mich wohl fühlen. Sie werden schon wenige Tage nach dem Beginn der PROTEIN plus DIÄT feststellen, dass Sie Fortschritte machen. Wir meinen damit nicht nur den täglichen Blick auf die Waage, sondern auch das Gefühl, sich fit und leistungsfähig zu fühlen.

Es wird nicht lange dauern und Sie werden sich nicht mehr vorstellen können, dass Sie einmal anders gelebt haben. Die PROTEIN plus DIÄT verhilft Ihnen zu einem neuen Lebensgefühl. Diese Diät ist speziell darauf ausgerichtet, den Jojo-Effekt zu vermeiden.

Wenn Sie die Diät wirklich so absolvieren, wie in diesem Buch beschrieben, und sich in Zukunft an den von uns empfohlenen Regeln der gesunden Ernährung orientieren, dann werden Sie Ihr Gewicht auch langfristig halten.

Betrachten Sie die PROTEIN plus DIÄT als Chance, nicht nur schlank zu werden, sondern Ihr Leben positiv zu verändern. Freuen Sie sich darauf!

Kapitel 2

Das Schönheitsideal im Wandel der Zeiten

Ernährung in einem sich wandelnden Umfeld

Die dürren Bohnenstangen der Twiggy-Welt, die magersüchtigen Models der internationalen Laufstege oder die schmalhüftigen Jünglinge der Wäscheplakate waren nicht immer die Schönheitsideale der Menschheit. Im Gegenteil! Üppige Rundungen galten über Jahrtausende als Inbegriff von Weiblichkeit, Übergewicht bei Männern als äußeres Zeichen von Wohlstand oder sogar großer Weisheit. Ein Blick zurück in die Kulturgeschichte der Menschheit zeigt dafür genügend Beispiele.

Ausladende Hüften, pralle Oberschenkel und gewaltige Brüste kennzeichnen die „Venus von Willendorf". Die 1908 in dem gleichnamigen österreichischen Ort gefundene früheste Abbildung eines Menschen aus der Altsteinzeit ist nach unseren heutigen Begriffen schlicht unanständig fett. Doch für ihre Zeitgenossen vor rund 25.000 Jahren verkörperte die kleine Skulptur offensichtlich das Frauenideal. Sie war das Symbol für Fruchtbarkeit und Mütterlichkeit – vielleicht auch für weibliche Macht.

Auch im klassischen Land der europäischen Kultur, in Griechenland, entsprachen schlanke Frauen offensichtlich nicht dem Geschmack der Zeit. Die leicht verhüllte „Venus von Milo" ist nach unserem heutigen Verständnis im Vergleich zur üppigen „Venus von Willendorf" zwar eine ästhetische Schönheit. Dennoch sind ihre Formen immer noch ausgesprochen weiblich und weit entfernt von der gegenwärtigen Idealfigur. Als Cover-Girl hätte die Griechin heute kaum eine Chance.

Aus der Zeit um 1600 sind die üppigen Damen des Peter Paul Rubens überliefert. Die Modelle des Niederländers trafen sicher gut den Geschmack der Zeit, zumal auch andere Maler dieser Epoche Frauen ähnlich darstellten. Noch haben wir die Frauenbilder aus dieser Zeit vor Augen, wenn wir von „barocken Formen" sprechen.

Tipp

Schön ist eigentlich alles, was man mit Liebe betrachtet.

Doch so weit brauchen wir eigentlich nicht zurückzublicken, um den Wandel des Schönheitsideals im Laufe der Zeit zu dokumentieren. Marilyn Monroe, das blonde Schönheitsidol der fünfziger Jahre, bekäme heute wohl kaum einen Job auf einem Laufsteg. Wenn sie sich bei den Weight Watchers vorstellte, würde sie mit offenen Armen empfangen.

Ebenso war bei Männern die schlanke und sportliche Linie nicht immer gefragt. Der weise Buddha wird als ein Mann in vollster Leibesfülle dargestellt. „Lasst wohlbeleibte Männer um mich sein", lässt Shakespeare den römischen Diktator Cäsar sagen. Barock wie die Frauen fielen bei Rubens und van Dyck auch die Männer aus. In vielen primitiven Gesellschaften steht Fettleibigkeit auch heute noch für Gesundheit, oft auch für Wohlstand oder sogar für Weisheit. Dick sein kann nach Vorstellungen dieser nicht von der Industrialisierung geprägten Lebensgemeinschaften nur ein

Mensch, der nicht körperlich arbeiten muss und der über genügend Zeit sowie Geld verfügt, um sich in Ruhe üppigen Tafelfreuden hinzugeben und zu meditieren.

Wir sollten uns nicht anmaßen, über derartige Bräuche zu lächeln. Noch in der Nachkriegszeit war Übergewicht auch bei uns nicht verpönt. Im Gegenteil: man hatte genug von den dürren Hungergestalten der Kriegsjahre und zeigte nur allzu gern, wie reichhaltig man den häuslichen Tisch decken konnte. Ludwig Erhard, ein Zigarre rauchender, dicker Mann, wurde geradezu zum Symbol des deutschen Wirtschaftswunders. Auch bei Frauen waren rundere Formen in den Jahren des Aufbruchs zu neuem Wohlstand nicht ungewöhnlich – siehe Marilyn Monroe.

Tipp

Es gibt keine unnützen Erfahrungen - nur ungenutzte.

Doch zu dieser Zeit hatte sich diese Welt des körperlich zur Schau getragenen Wohlstands eigentlich bereits überlebt. Soziologen terminieren den Beginn der Schlankheitswelle in die zwanziger Jahre und machen die zunehmende Emanzipation der Frau dafür verantwortlich. Frauen begannen, in die Berufswelt der Männer einzudringen. Die traditionelle Mutterrolle trat immer mehr in den Hintergrund. Frauen, die nach Erfolg im Beruf strebten, wollten immer mehr aussehen wie Männer. Der Hosenanzug wurde langsam salonfähig. „Frau" zwängt sich wie „Mann" in Nadelstreifen. Zwar verweigerte noch in den sechziger Jahren ein vornehmes Hamburger Hotel einem der Stars unter den internationalen Schlagersängerinnen den Besuch der Bar in einem Hosenanzug. Doch diese Zeiten sind längst vorbei. Keine Frau, die nicht ihre Hosen im Schrank hätte.

Die Entwicklung setzt sich weiter fort. Die traditionelle Familie tritt mehr und mehr in den Hintergrund. In den Großstädten leben bereits in mehr als der Hälfte aller Wohnungen Singles. Hinter dem Wort vom „Lebensabschnittsgefährten" verbirgt sich schon lange kein Spott mehr. Das einstige Idol der Mütterlichkeit ist weniger denn je gefragt. Die erfolgreiche Frau möchte ihre Familie, und damit auch ihre Kinder, möglichst unauffällig in ihr Berufsleben inmitten einer Männerwelt integrieren. Die Mutterschaft soll man ihr nicht ansehen.

Verstärkt wird der Abschied von den sprichwörtlich weiblichen Formen noch von der auf Europa überschwappenden Gesundheitswelle. Fitness und Jugendlichkeit werden zur Maxime erhoben. Nicht nur Frauen nehmen Abschied vom einstigen Ideal. „Sport ist Mord" – dieses dem beleibten Politiker Sir Winston Churchill zugeschriebene Wort gilt auch in der Männerwelt schon lange nicht mehr. Die Abmagerungskur eines deutschen Außenministers sowie seine medienwirksame Teilnahme an kräftezehrenden Marathonläufen zeigt, was heute gefragt ist. Wohlbeleibtheit, die einst ein Statussymbol für den persönlichen Erfolg war, gilt heute eher als Zeichen der Schwäche und der Unfähigkeit, sich beim Essen und Trinken zu beherrschen.

Angeheizt wird diese Welle von den Medien. Allerdings sollte man den Zeitschriften mit ihren dürren Models und der Fernsehberichterstattung nicht allzu viel Schuld zuschreiben. Es gehörte, das werden Kenner des Theaters und der Oper wissen, schon immer zur Praxis der Medien, das Publikum durch Übertreibungen anzuregen. Nie entsprachen die Helden auf der Bühne den Menschen im wirklichen Leben – weder in der griechischen Tragödie noch in den

Dramen der Klassiker und ebenso wenig in Film und Fernsehen der Gegenwart. Immer wurden und werden auch heute noch idealisierte Figuren dargestellt.

Dennoch haben die Idole der Bühne immer Nachahmer im wirklichen Leben gefunden – Theaterschauspieler waren früher ebenso Vorbilder für ihre Fans wie Schlager- und Pop-Sänger und heute die Stars der Mattscheibe. In diesem Kontext ist denn auch die von den Medien kräftig geschürte Schlankheitswelle zu bewerten. Den dürren Stars der Laufstege nachzueifern ist ebenso sinnlos, wie es in den fünfziger Jahren für die meisten Elvis-Jünger unmöglich war, die Stimme des Idols zu imitieren.

Deshalb sollten wir nicht Traumbildern nachjagen, sondern uns an realistischen und sinnvollen Zielen orientieren. Der Trend zur schlanken, gesunden Figur gehört dazu. Die dürren, oft magersüchtigen und/oder drogenabhängigen und kranken Modepuppen sollten jedoch besser ins Reich der medienwirksamen Fabelwesen verbannt werden.

Vom Überlebenskampf zum Übergewicht

Wir Menschen sind eigentlich nicht für die Industriegesellschaft geschaffen, noch weniger für die Dienstleistungs- und Informationsgesellschaft der Zukunft. Die Natur hat es so eingerichtet, dass wir als Sammler und Jäger überleben können. Autos, Fahrstühle und Computerarbeitsplätze, landwirtschaftliche Überproduktion, Food-Design und Convenience-Produkte waren noch nicht in Sicht, als vor rund 3,5 Millionen Jahren die Urmenschen auf der mühsamen Suche nach Nahrung durch die Wälder streiften. Für sie ging es schlicht ums Überleben. Darauf und nicht auf das Leben mit BigMac und Cola ist unser Körper ausgerichtet. Die Natur – das Überleben der Gattung über mehrere Millionen Jahre ist der sichtbare Beweis – hat den Menschen so geschaffen, dass er auch unter schwierigen Umständen zu überleben imstande ist. Der Körper ist in der Lage, in Zeiten üppigen Nahrungsangebots Reserven anzulegen und sie zum Überleben zu nutzen, wenn die Sammler und Jäger über längere Zeit nicht fündig werden. Außerdem ist der Körper in der Lage, in Stress-Situationen – etwa bei der Begegnung mit wilden, gefährlichen Tieren – durch den Ausstoß bestimmter Hormone sehr schnell zusätzliche Reserven zu mobilisieren, um damit dem Angegriffenen die Kraft und Schnelligkeit zur Flucht zu geben.

Tipp

Es geht nicht um das Überleben, sondern um das bessere Leben.

Die zur Verfügung stehenden Überlebensreserven sind bei einem gesunden Menschen durchaus als üppig anzusehen. In einem Kilogramm Fettgewebe sind rund 7.000 Kilokalorien gespeichert. Selbst ein schlanker Mensch kommt auf rund 15 Kilogramm Körperfett. Es enthält also mehr als 100.000 Kilokalorien – eine Reserve, mit der ein Mensch mehrere Wochen mit nur wenig Nahrung auskommen oder sogar hungern kann, ohne zu sterben.

Auch für den Wiederaufbau der verbrauchten Polster hat die Natur vorgesorgt. Ist der Abbau der Fettreserven weit fortgeschritten, sorgt ein bestimmtes Hormon dafür, dass sich das Gefühl des Hungers einstellt und nicht eher aufhört, bis der Mensch seinen ursprünglichen Zustand wieder erreicht hat. In dieser für das Überleben kritischen Zeit sorgt der Körper selbst dafür, dass er sich schont. Er fährt – wie bei Tieren im Winterschlaf – den Stoffwechsel auf ein Mindestmaß zurück. Die Natur hat es gut eingerichtet, der Körper sorgt selbst dafür, dass er in der Lage ist, auch längere Hungerperioden zu überstehen. Anschließend erholt er sich dank des niedrigen Stoffwechsels schnell wieder.

Doch die Umstände haben sich geändert. Mit der Zeit lernte der Mensch, seine Ernährungssituation zu verbessern. Er erfand neue Waffen für die Jagd, lernte Getreide und Gemüse anzubauen. Er entwickelte sogar Möglichkeiten, seine Nahrungsmittel über längere Zeit haltbar zu machen und sich Reserven für schlechte Zeiten anzulegen. Doch Missernten und Hungersnöte, ausgelöst durch Dürreperioden, Naturkatastrophen oder Kriege, waren selbst in Europa noch bis weit in das zurückliegende 20. Jahrhundert keine Seltenheit. In anderen Teilen der Welt gehören sie bis zum heutigen Tag zum täglichen Leben.

Ernährung im Überfluss

In den frühen Sammler- und Jägerkulturen waren die Fettsucht und die von ihr hervorgerufenen Krankheiten offenbar nicht bekannt. Selbst der Beginn des Ackerbaus und damit der Vorratshaltung vor rund 10.000 Jahren änderte die Ernährungssituation der Menschen nicht grundlegend.

Erst mit der Industrialisierung im 19. Jahrhundert änderte sich die Situation nach und nach. Sie führte in den Ländern des Nordens Schritt für Schritt zu einer Stabilisierung der Nahrungsversorgung – wenn nicht gerade Kriege oder Naturkatastrophen alles wieder zunichte machten.

Auffällig ist die Veränderung des Ernährungsverhaltens innerhalb des zurückliegenden Jahrhunderts. Hier liegt gleichzeitig der Schlüssel für die gegenwärtige Fehlentwicklung und den hohen Anteil der Übergewichtigen. Noch um 1900 bildeten Kohlenhydrate die Basis der Ernährung der Menschen in Mitteleuropa, Fleisch war eine Rarität auf dem Speisezettel. Kaum eine Familie konnte sich mehrmals in der Woche ein Fleischgericht leisten. Auch Zucker war viel zu teuer für das tägliche Leben. Man lebte vornehmlich von Kartoffeln und Getreideprodukten. Dadurch lag der Anteil der Kohlenhydrate zwischen 60 und 70 Prozent. Der Fettanteil dieser ballaststoffreichen Nahrung erreichte gerade mal 20 bis 25 Prozent, der Rest bestand aus Eiweiß.

Tipp

Manches Vergnügen besteht darin, dass man mit Vergnügen darauf verzichtet.

Langsam schlich sich der Wohlstand ein und beeinflusste unsere Ernährungsgewohnheiten grundlegend. Besonders rasant verlief die Entwicklung in den letzten Jahrzehnten des vergangenen Jahrhunderts. Der Siegeszug von Currywurst und BigMac blieb nicht ohne Folgen. Fleisch wurde zum Volksnahrungsmittel, Gemüse und Getreideprodukte verkamen zur Dekoration auf dem Teller. Im Durchschnitt stammen 40 bis 45 Prozent der von uns aufgenommenen Kalorien aus meist tierischen Fetten. Dagegen sank der Anteil der Kohlenhydrate auf unter 45 Prozent.

Selbst dieser Prozentsatz gibt noch ein falsches Bild. Denn in diese Zahl fließt auch der erheblich gestiegene Zuckerkonsum ein. Der Anteil so genannter komplexer Kohlenhydrate aus ballaststoffreichen Nahrungsmitteln ist noch stärker zurückgegangen. Etwa gleich geblieben ist der Eiweißanteil.

Die Auswirkungen dieser Veränderungen sind gravierender als es auf den ersten Blick erscheint. Denn unser Körper verarbeitet die ihm angebotenen Nahrungsmittel sehr unterschiedlich. Während die Verdauung und der Stoffwechsel bei Kohlenhydraten sehr aufwendige, energieverzehrende Prozesse sind, gehen die Fettkalorien im wahrsten Sinne des Wortes „runter wie Butter“. Von der in den Kohlenhydraten enthaltenen Energie bleiben für die Ernährung nicht mehr als 70 bis 80 Prozent übrig. Der Rest ist notwendig, um die Stoffe so zu verarbeiten, dass die Fettanteile ins Blut übergehen können. Ein Physiker würde von einem schlechten Wirkungsgrad sprechen. Von den Fettkalorien gehen bei dem gleichen Prozess nur zwischen drei und fünf Prozent verloren.

Wenn man außerdem bedenkt, dass der Kaloriengehalt von gut einem Pfund Nudeln dem einer einzigen Bratwurst entspricht, wird völlig klar, dass die im Trend liegende fettreiche Ernährung die Volkskrankheit Übergewicht geradezu begünstigt.

Tipp

Stellen Sie Ihre Essgewohnheiten langfristig und radikal um.

Zu allem Übel geht diese Ernährungsumstellung hin zu fettreicher Kost parallel mit der Abnahme der körperlichen Arbeit. Noch um die Jahrhundertwende galten 14 Prozent der Bevölkerung als Schwerstarbeiter – ein Begriff, den heute schon kaum jemand mehr kennt. Gerade einmal 0,7 Prozent aller Jobs wurden Mitte der neunziger Jahre dieser Kategorie noch zugerechnet.

Heute sind es sicher noch weniger. Maschinen nehmen uns immer mehr körperliche Arbeit sowohl im Job als auch im Haushalt ab. Selbst den Weg zur Arbeit und zum Einkaufen legen wir bequem im Auto zurück. In der Freizeit sitzen wir vorm Fernseher und spielen am Computer. Allein in den letzten zwei bis drei Jahrzehnten des zurückliegenden Jahrhunderts sank der Energieverbrauch für körperliche Arbeit und Bewegung in den Industrienationen um etwa 200 bis 400 Kilokalorien.

Alle diese Faktoren belegen deutlich: Mit einer Diät allein ist dem Problem des Übergewichts nicht beizukommen. Dafür hat sich das Umfeld, in dem wir leben, zu sehr verändert. Langfristig finden wir nur zu einem gesunden Normalgewicht zurück, wenn wir unsere Ess- und Lebensgewohnheiten kritisch durchleuchten und unser Verhalten grundlegend ändern.

Kapitel 3

Fett – das Lebenselixier

Manche Rolle auf der Hüfte mag zuviel sein. Doch das ändert nichts an dem Grundsatz, dass der Mensch ohne Fett nicht leben kann. Es ist überall im Körper zu finden. Fettgewebe ist über den gesamten Körper verteilt und schützt die inneren Organe gegen äußere Einwirkungen wie Prellungen und Stöße. Ohne das Fettpolster am Ballen wäre jeder Schritt schmerzhaft. Die Fettschicht unter der Haut speichert unsere Wärme – eine Erkenntnis, die jedem Langstreckenschwimmer nutzt, der sich durch eine dicke, zusätzlich aufgetragene Fettschicht vor Auskühlung schützt.

Ohne Fettumhüllungen könnten unsere Nerven ihre Signale nicht weitergeben. Fett liefert auch den Baustoff für die Hülle der Körperzellen. Allein dafür ist – rein rechnerisch – ein drei Hektar großer, dünner Ölfilm notwendig. Außerdem werden Fette für das Immunsystem gebraucht und sind die Transportmittel für mehrere lebenswichtige Vitamine. Fett ist ebenfalls für eine Reihe von Stoffwechselvorgängen unverzichtbar.

Bei einem Menschen mit normalem Gewicht sind rund 30 Milliarden Fettzellen über den Körper verteilt. Bei einem Mann – wieder bei Normalgewicht – entfallen 15 bis 20 Prozent des Körpergewichts auf Fettgewebe. Wie zuvor beschrieben, ermöglichen uns die ins Fettgewebe eingelagerten Reserven ein Überleben auch über längere Zeit mit nur geringer oder sogar völlig ohne Nahrung. Bei

Frauen, die erhebliche Fettreserven zum Stillen ihrer Kinder brauchen, bringen es die Fettzellen sogar bis auf ein Viertel ihres Gesamtgewichts.

Fett ist für den Körper so wichtig fürs Überleben, dass er in der Lage ist, es selbst aus den aufgenommen Nahrungsmitteln herzustellen. Selbst bei völlig fettfreier Ernährung würde der Körper seinen dringendsten Bedarf an Fett aus Eiweiß und Kohlenhydraten selbst produzieren.

Allerdings gibt es für die Selbstversorgung des Körpers auch Grenzen des Möglichen. Bei einigen mehrfach ungesättigten Fettsäuren, der Linolsäure und der Linolensäure, muss der Körper passen. Diese Fettsäuren sind Ausgangssubstanzen für die Zellmembranen, Zellorgane und bestimmte Gewebshormone. Ihr Fehlen hat erhebliche Auswirkungen. Bei Versuchen mit Ratten verminderte sich das Wachstum. Außerdem stellte sich gleichzeitig Sterilität ein, als dem Futter keine dieser Fettsäuren zugesetzt wurden. Beim Menschen führt der Mangel zu schweren Krankheiten. Diese essentiell genannten Fettsäuren müssen mit der Nahrung aufgenommen werden.

Die für das Leben so wichtigen mehrfach ungesättigten Fettsäuren sind nur einige der Fette, von denen wir uns ernähren. Chemisch gesehen sind alle Fette gleich aufgebaut: Man kann sie sich vorstellen als großes E aus einem Glycerin als senkrechter Strich, an dem drei Fettsäuremoleküle hängen. Den Unterschied macht die Struktur der Fettsäureketten aus, die an dem Glycerin hängen – lange und kurze, gesättigte, ungesättigte und mehrfach ungesättigte. Der Körper braucht sie alle. Zum Glück gibt es genügend davon. Sie sind in Butter und Margarine, in Öl, in Fleisch und in Wurst, in der Milch und in Milchprodukten, in Nüssen und Avocados enthalten.

Leicht zu unterscheiden sind sie auch. Gesättigte Fettsäuren kommen vor allem in tierischen Nahrungsmitteln vor, ungesättigte finden sich hauptsächlich in pflanzlichen. Unsere Ernährungsgewohnheiten sorgen dafür, dass wir mit den tierischen Produkten genügend gesättigte Fettsäuren zu uns nehmen. Doch reichen diese tierischen Fette für eine gesunde Ernährung oft leider nicht völlig aus: Denn gerade die ungesättigten Fettsäuren sind besonders wichtig für unsere Gesundheit. Sie sind es, die beispielsweise unsere Gefäße vor Verkalkung und den Körper vor den zerstörerischen Angriffen der sogenannten Freien Radikale schützen.

Tipp

Gesunde Ernährung beginnt beim Einkaufen. Achten Sie verstärkt auf versteckte Fette in vermeindlich „harmlosen" Speisen.

Besonders reich an ungesättigten Fettsäuren sind pflanzliche Öle. An der Spitze rangieren Distel-, Sonnenblumen-, Maiskeim- und Sojaöl. Hinzu kommen Diät-Fette und Diät Margarine, die bis zu 50 Prozent aus mehrfach ungesättigten Fettsäuren bestehen sollten. Das viel gepriesene Olivenöl enthält im Wesentlichen nicht die besonders aktiven mehrfach ungesättigten, sondern vor allem einfach ungesättigte Fettsäuren. Es hat sich seinen Ruf als besonders gesundes Öl eigentlich nicht selbst verdient.

Dieser Mythos ist vielmehr auf die insgesamt gesündere Ernährung der Bewohner der Mittelmeerländer zurückzuführen. Doch dazu kommen wir später.

Ein weiteres für unsere Ernährung wichtiges Fett ist das Cholesterin. Rund 20 Prozent des unter anderem für die Bildung von Gallensäuren, bestimmten Hormonen und den Aufbau von Zellwänden benötigten Fetts wird über die Nahrung aufgenommen. Cholesterin kommt ausschließlich in tierischen Lebensmitteln vor, wobei Eigelb, fettreiches Fleisch, Wurst sowie Milchprodukte mit hohem Fettgehalt, Innereien, bestimmte Fische wie Aal und Waller sowie Schalen- und Krustentieren besonders viel Cholesterin enthalten.

So wichtig Cholesterin auch für den Körper ist, so schädlich kann auch ein zu hoher Cholesterinwert im Blut sein. Das überschüssige Cholesterin kann sich an den Gefäßwänden ablagern und zur Arteriosklerose führen – zur Gefäßverkalkung als möglicher Auslöser lebensbedrohlicher Krankheiten wie z.B. des Herzinfarktes. Dabei muss man allerdings zwischen dem sogenannten „guten" HDL-Cholesterin, das einem Herzinfarkt eher entgegenwirkt, und dem kritisch zu bewertenden LDL-Cholesterin unterscheiden.

Kapitel 4

Auf der Suche nach dem Idealgewicht

Fürs Erste reicht der kritische Blick in den Spiegel. Schnell mag das Urteil gefällt sein: Ein paar Pfunde sind zuviel.

Doch bevor Sie nun gleich mit der Diät beginnen, sollten Sie sich eine klare Vorstellung davon machen, wo Ihr Traumgewicht liegt. Bleiben Sie dabei möglichst realistisch, denn das Ziel Ihrer Diät ist nicht, Sie zu einem Ebenbild der Models auf den Zeitschriftentiteln oder in der Werbung zu machen. Das werden Sie nicht erreichen. Sie sollten sich auch hüten, sich diese dürren Geschöpfe zum Vorbild zu nehmen. Nicht nur der Arzt hebt warnend den Finger. In Zeitungsberichten können Sie nachlesen, dass viele dieser Models krank sind und nur aus Angst vor dem Verlust ihrer gut bezahlten Jobs die Tortur auf sich nehmen, sich immer wieder in die ihnen zugedachte Kleidergröße hineinzuhungern.

Was wir gemeinsam erreichen wollen, ist etwas völlig anderes – nämlich das Gewicht, bei dem Sie sich wohl fühlen und das für Ihre Gesundheit optimal ist. Um dieses für Ihre Gesundheit optimale Gewicht zu ermitteln, gibt es recht einfache Formeln, die im Allgemeinen als Richtwert ausreichen.

Die einfachste Formel hat bereits im 19. Jahrhundert der französische Chirurg und Anthropologe Paul Broca aufgestellt. Danach errechnet sich das Normalgewicht aus der Körpergröße in Zentimetern, von der die Zahl 100 abgezogen wird. Bei Frauen wird das Ergebnis wegen des schlankeren Körperbaus noch einmal um fünf bis zehn Prozent reduziert. Zwei praktische Beispiele für die Broca-Körpergewichtsbestimmung: Ein 1,82 Meter großer Mann hat nach dieser Formel mit 82 Kilogramm sein Normalgewicht, eine 1,64 Meter große Frau bei rund 60 Kilogramm.

In den sechziger Jahren hat die amerikanische Lebensversicherung Metropolitan Life Insurance Company nach einer Auswertung der Daten ihrer Versicherten zusätzlich den Begriff des „Idealgewichts" geprägt. Sie zog dafür von dem auf der Basis der Broca-Körpergewichtsbestimmung errechneten Normalgewicht noch einmal zehn Prozent ab. Nach unserer Musterrechnung kommen wir auf die folgenden Ergebnisse: Das Idealgewicht des 1,82 Meter großen Mannes liegt bei 74 Kilogramm, das der 1,64 Meter großen Frau bei 54 Kilogramm.

Tipp

Prinzipien haben ist gut, Prinzipien beachten ist besser.

Der kritische Punkt des lange als Basis geltenden Broca-Maßstabs liegt in seiner starken Abhängigkeit der Formel von der Körpergröße. Es hat sich gezeigt, dass die Broca-Formel ungeeignet ist, das Normalgewicht sowohl von sehr großen als auch sehr kleinen Menschen zu bestimmen. Hinzu kommt, dass die Unterschiede des für das Körpergewicht nicht unerheblichen Knochenbaus bei dieser Formel nicht berücksichtigt werden können.

Besonderes Unheil hat der Begriff „Idealgewicht" angerichtet. Schon der Name suggeriert ein erstrebenswertes Ziel. Dabei hat sich inzwischen erwiesen, dass der bei dem „Idealgewicht" ermittelte Wert allenfalls für junge Menschen bis zum Alter von 30 Jahren eine annähernd nachvollziehbare Größe ist. Ältere Menschen wiegen im Allgemeinen mehr, ohne deshalb übergewichtig zu sein. Auch Menschen mit einem kräftigen Knochenbau sind nicht in der Lage, das errechnete „Idealgewicht" ohne gesundheitliche Schäden zu erreichen. Das gilt ebenso für muskulöse Arbeiter und Leistungssportler.

Inzwischen ist die Broca-Formel weitgehend aus der Diskussion verschwunden. Wir haben sie hier nur erwähnt, weil sie wegen ihrer Einfachheit noch immer als Richtwert genannt wird.

Doch im Zeitalter des Taschenrechners macht es auch dem mathematisch Ungeübten keine Mühe, sein Normalgewicht nach der heute gebräuchlichen Körpermassenindex-Formel „BMI" zu errechnen. Dabei steht BMI als Abkürzung für Body-Mass-Index.
So lautet die Formel:

$$\textbf{BMI} = \frac{\textbf{Körpergewicht in Kilogramm}}{(\textbf{Körpergröße in Metern})^2}$$

Noch einfacher als mit dem Taschenrechner ist der Umgang mit der Tabelle auf Basis des BMI. Suchen Sie Ihre Größe in der nebenstehenden Tabelle, Sie finden als Erstes den Durchschnittswert in Kilogramm, daneben den Gewichtsbereich, der für Sie empfohlen wird. So sehen Sie, ob Ihr Gewicht im „grünen Bereich" liegt oder ob es notwendigt ist, ein paar Pfunde abzuspecken. Beim Ablesen der Werte wird ganz deutlich, dass sich das Normalgewicht nicht auf ein bis zwei Kilogramm eingrenzen lässt. Das ist auch richtig so. Denn Ihr persönliches Gewicht wird von vielen individuellen

Gewichtstabelle

Linke Spalte: Körpergröße in cm; Mitte und rechts das Normalgewicht; in Klammern der Toleranzbereich, berechnet nach BMI

Körpergröße (cm)	Körpergewicht (kg)	
	Männer	Frauen
144	-	45,5 (39,5 - 50,0)
146	-	47,0 (40,5 - 51,0)
148	-	48,0 (41,5 - 52,5)
150	-	49,5 (42,5 - 54,0)
152	-	51,0 (44,0 - 54,5)
154	55,5 (47,5 - 59,5)	52,0 (45,0 - 57,0)
156	57,0 (48,5 - 61,0)	53,5 (46,0 - 58,5)
158	58,5 (50,0 - 62,5)	55,0 (47,5 - 60,0)
160	60,0 (51,0 - 64,0)	56,5 (48,5 - 61,5)
162	61,5 (52,5 - 65,5)	57,5 (50,0 - 63,0)
164	63,0 (54,0 - 67,0)	59,0 (51,0 - 64,5)
166	65,0 (55,0 - 69,0)	60,5 (52,5 - 66,0)
168	66,5 (56,5 - 70,5)	62,0 (53,5 - 67,5)
170	68,0 (58,0 - 72,5)	63,5 (55,0 - 69,5)
172	69,5 (59,0 - 74,0)	65,0 (56,0 - 71,0)
174	71,0 (60,5 - 75,5)	66,5 (57,5 - 72,5)
176	73,0 (62,0 - 77,5)	68,0 (59,0 - 74,5)
178	74,5 (63,5 - 79,0)	69,5 (60,0 - 76,0)
180	76,0 (65,0 - 81,0)	71,5 (61,5 - 78,0)
182	78,0 (66,0 - 83,0)	73,0 (63,0 - 79,5)
184	79,5 (67,5 - 84,5)	74,5 (64,5 - 81,5)
186	81,5 (69,0 - 86,5)	76,0 (65,5 - 83,0)
188	83,0 (70,5 - 88,5)	-
190	85,0 (72,0 - 90,5)	-
192	86,5 (73,5 - 92,0)	-
194	88,5 (75,5 - 94,0)	-
196	90,5 (77,0 - 96,0)	-

Klassifizierung des Körpergewichts nach BMI

BMI	Bedeutung
< 20	Untergewicht (bei Frauen unter 18 Jahren normal)
20-24	Normalgewicht
25-29	leichtes bis mäßiges Übergewicht
30-39	deutliches Übergewicht
> 40	sehr starkes Übergewicht

Faktoren bestimmt wie etwa dem Knochenbau oder der Muskulatur. Alle diese Faktoren lassen sich nicht in ein enges Schema pressen. Deshalb können Gewichtstabellen nur einen groben Anhalt bieten. Doch der Blick in den Spiegel und in die Tabelle geben gemeinsam dann doch einen richtungsweisenden Eindruck.

Für das Beispiel unseres Paares ermitteln wir in der BMI-Tabelle folgende Werte: Bei dem 1,82 Meter großen Mann liegt das Normalgewicht zwischen 66 und 83 Kilogramm, bei der 1,64 Meter grossen Frau zwischen 51 und 64,5 Kilogramm. Wenn Sie nun die PROTEIN plus DIÄT beginnen, schielen Sie nicht immer auf die BMI-Werte. Denn das breite Spektrum verhindert, dass Sie schnell Erfolge verbuchen können. Notieren Sie sich Ihr persönliches Ziel nicht in BMI, sondern in Kilogramm oder Pfund und beobachten dann, wie Sie auf Ihrem Weg vorankommen. Die Sache mit dem BMI ist – wie bei allen nicht auf die speziellen Besonderheiten jedes einzelnen Menschen eingehenden globalen Tabellen – nichts weiter als ein nützlicher Richtwert, keineswegs jedoch eine für jeden Einzelnen verbindliche Grenzziehung.

Apfel oder Birne – der entscheidende Unterschied

Von welcher Stufe an Übergewicht negative gesundheitliche Folgen hat, darüber streiten sich die Gelehrten. Entscheidender als Summe oder Prozentsatz scheint jedoch die Verteilung der überflüssigen Pfunde zu sein. Deshalb sollte dem kritischen Blick auf die Waage in jedem Fall der analytische Blick in den Spiegel folgen. Die Frage, ob die Figur eher einem Apfel oder einer Birne gleicht, ist für die medizinische Einschätzung des Übergewichtes in den meisten Fällen noch wichtiger als der Grad des Übergewichtes.

Dabei gibt es grundlegende geschlechtsspezifische Unterschiede. Frauen neigen eher zum Fettansatz an Po und Schenkeln, während sich bei Männern gern der sprichwörtliche „Bierbauch" herausbildet. In einprägsame Bilder übersetzt bezeichnet die Medizin Menschen mit Bauchansatz als Äpfel, Menschen mit breiten Hüften als Birnen. Helmut Kohl übrigens, von den Karikaturisten früher als „Kanzler Birne" verspottet, ist nach dieser Definition eindeutig ein Apfel.

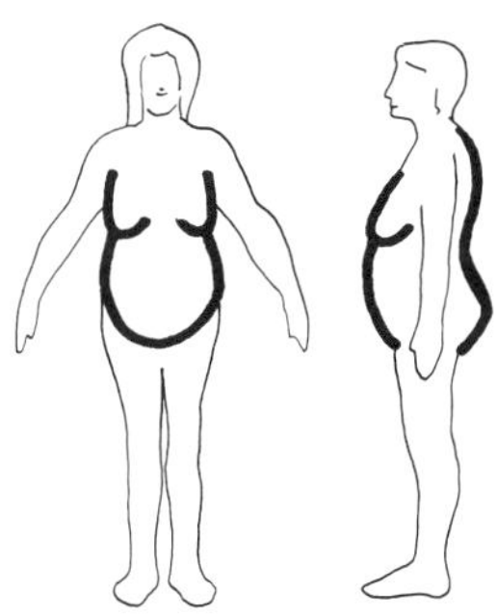

APFEL

Wer sich nicht allein auf den Blick in den Spiegel verlassen will, kann die Entscheidung Apfel oder Birne auch rechnerisch nachprüfen. Die betreffende Formel heißt auf englisch Waist-to-Hip-Ratio (WHR) – das ist das Verhältnis von Taillen- zu Hüftumfang. Bei der weiblichen Form der Birne liegt der Wert unter 0,9, bei der männlichen Form des Apfels über 1,0.

Taillen- und Hüften-Quotient

Hier können Sie Ihren Wert ablesen, verbinden Sie einfach den Taillenumfang und den Hüftumfang mit einer Linie.

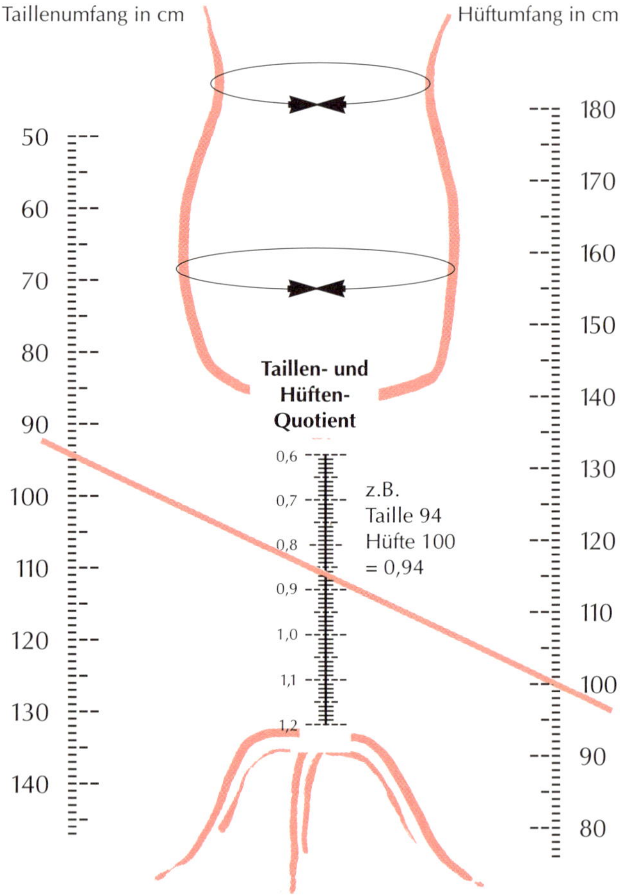

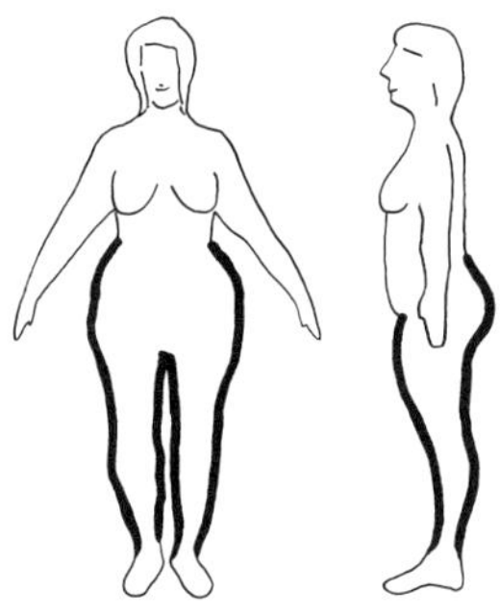

BIRNE

Entscheidend dafür, wo sich das überflüssige Fett ablagert, ist die Menge der weiblichen oder männlichen Geschlechtshormone. So können Männer sich durchaus zu Birnen mit rundem Po und üppigen Schenkeln entwickeln, wenn sie bei bestimmten Krankheiten mit Östrogenen – weiblichen Sexualhormonen – behandelt wurden. Umgekehrt kann sich auch bei Frauen mit hohem Testosteron-Spiegel – männlichen Sexualhormonen – das überschüssige Fett in einem runden Bauch sammeln. Diese für Frauen eigentlich untypische Form der Fettverteilung bildet sich vermehrt aus, wenn in den Wechseljahren die Bildung weiblicher Sexualhormone zurückgeht. Auch Bewegungsmangel, Rauchen, hoher Alkoholkonsum („Bierbauch“) und ständiger Stress lösen eine Fettablagerung im Bauchraum aus. Bei manchen Menschen ist allerdings die Verteilung der Fettpolster im Körper auch erblich bedingt und kann deshalb kaum beeinflusst werden.

Medizinisch entscheidend an dem Unterschied zwischen Birne und Apfel ist die Tatsache, dass das Bauchfett stärker durchblutet und von Nervenfasern durchzogen ist. Es löst sich schneller auf. Jedem Übergewichtigen, der jemals eine Diät gemacht hat, ist dieses Phänomen bekannt. Zuerst hat er am Bauch abgenommen. Doch hat diese für den Übergewichtigen auf den ersten Blick erfreuliche Eigenschaft des Bauchfetts, sich schnell aufzulösen, negative gesundheitliche Folgen. Das freigesetzte Fett gelangt in die Blutbahn und erhöht die Gefahr der typischen, vom Übergewicht ausgelösten gesundheitlichen Probleme wie Herz-Kreislauf-Erkrankungen oder der Zuckerkrankheit. Deshalb sollte ein runder Bauch – auch wenn sonst die Werte nicht besonders außerhalb der Norm liegen – ein Anlass für ein Gespräch mit Ihrem Hausarzt sein.

Der Jojo-Effekt

Unser Körper liebt Veränderungen nicht. Wir erleben das, wenn wir in den Ferien in warme Länder reisen. Während die Einheimischen dort scheinbar problemlos leben und arbeiten, brauchen wir meist einige Tage, um uns zu akklimatisieren und unseren Körper an die Hitze zu gewöhnen. Das Gleiche passiert, wenn wir in die Kälte des hohen Nordens kommen. Wir können uns kaum vorstellen, unter den für uns als existenzfeindlich empfundenen Bedingungen zu leben, während ganze Völker dort seit Jahrhunderten gut zurechtkommen und nicht daran denken, in die wärmeren Gefilde abzuwandern. Ein anderes gutes Beispiel ist der „Jetlag". Dieses Phänomen der Müdigkeit nach Flügen über mehrere Zeitzonen hinweg lässt uns tagelang träge am Schreibtisch sitzen, weil sich der Körper nicht von einem Tag auf den anderen auf den neuen Zeitrhythmus einstellen will. Selbst die nur eine Stunde betragende Umstellung von der Winter- auf die Sommerzeit macht uns in den ersten Tagen manchmal Schwierigkeiten. Ähnlich verhält es sich auch mit unserem Gewicht. Normalerweise schwankt der Zeiger der Waage nicht mehr als um ein bis zwei Kilo. Unser Hungergefühl agiert als Steuerungsinstrument. Wird der Körper über kurze Zeit überernährt, nimmt der Hunger ab, und wir reduzieren die Nahrungsaufnahme, bis sich der Normalzustand wieder eingependelt hat. Jeder hat das schon mal am eigenen Leib erfahren, wenn er sich nach einem üppigen Festtagsmahl auch noch am nächsten Tag satt gefühlt hat. Umgekehrt verspüren wir einen Bärenhunger, wenn wir ungewohnt schwere Arbeit geleistet haben oder von einem anstrengenden sportlichen Training nach Hause kommen.

Genau das passiert natürlich auch bei einer Diät. Der Körper will sein gewohntes Gewicht stabilisieren und wehrt sich gegen den Verlust an Fett. Dahinter steckt, wie wir zuvor schon erläutert haben, ein Mechanismus, der der Menschheit in den Zeiten wechselnder Nahrungsangebote das Überleben sicherte. Die Fettzellen reagieren auf den Nahrungsentzug mit der Bildung eines Enzyms, das die Aufnahme von Fett im Gewebe steuert. Vor allem reagieren die geschrumpften Zellen sehr empfindlich auf das Hormon Insulin, das die Fettspeicherung fördert. Abgemagerte Zellen sind in der Lage, sich bei neuem Nahrungsangebot sehr schnell zu regenerieren. Diese durchaus sinnvolle Fähigkeit, die unsere Vorfahren vor dem Verhungern schützte, sorgt nun dafür, dass wir nach dem Ende einer Diät die abgehungerten Pfunde sehr schnell wieder auf Hüften und Bauch haben.

Tipp

Eine gute und ausgewogene Mahlzeit enthält circa 15 Prozent Eiweiß, 30 Prozent Fett und 55 Prozent Kohlenhydrate

Beim normalgewichtigen Menschen sind rund 30 Milliarden Fettzellen über den gesamten Körper verteilt. Selbst der normalgewichtige Mensch besteht bis zu rund einem Viertel aus Fett – bei Männern sind es zwischen 10 und 15 Prozent, bei Frauen liegt der Anteil mit 15 bis 25 Prozent etwas höher. Frauen haben mehr Fett im Bereich von Brust, Po und Oberschenkeln sowie im gesamten Unterhautgewebe gespeichert – sie sind rundum besser gepolstert. In Notsituationen zeigt sich immer wieder, dass Frauen damit bessere Überlebenschancen haben. Doch bei Übergewichtigen bleibt es nicht bei diesen 30 Milliarden Fettzellen. Die Zellen sind zwar flexibel und können bis auf das Dreifache ihres Volumens anwachsen. Wird dem Körper über eine längere Zeit mehr Nahrung zugeführt als er braucht, bilden sich neue zusätzliche Fettzellen, die dem Menschen sein Leben lang erhalten bleiben.

Hier liegt das eigentliche Problem des Jojo-Effektes. Stellen wir nach dem Ende der Diät unsere Ernährung nicht grundlegend um, ist der Prozess einer neuen Gewichtszunahme kaum zu stoppen. Erst füllen sich die bereits bestehenden Fettzellen in kürzester Zeit wieder auf. Hat der Körper dieses Ziel erreicht, bildet er sogar neue Fettzellen. So dauert es nach der Diät oft nicht lange, bis der Gürtel wieder zu eng ist.

Kapitel 5

Abnehmen ohne Jojo-Effekt

Worin unterscheidet sich die PROTEIN plus DIÄT von anderen Diäten?

Eigentlich funktionieren alle Schlankheits-Diäten nach demselben Prinzip. Für eine kurze Zeit wird die Nahrungszusammensetzung grundlegend verändert und dabei der Kaloriengehalt ganz erheblich reduziert.

Kurzfristig stellt sich bei den meisten Diäten ein Erfolg ein. Man verliert Pfunde. Doch nicht für lange Zeit. Denn der Körper reagiert auf den Kalorienentzug wie auf eine lebensbedrohende Katastrophe. Er stellt die für den Erhalt der normalen Funktionen notwendigen Energiereserven aus den zum Überleben weniger wichtigen Körpergeweben, wie z. B. den Muskeln, zur Verfügung. Das ist die Phase, in der die meisten Diäten die ersten Erfolge zeigen. Der Körper versucht zudem, durch Reduzierung seines Grundumsatzes den Abbau von Substanz zu verhindern. Das ist der Grund, warum sich viele während einer Diät matt und nicht leistungsfähig fühlen. Bei der PROTEIN plus DIÄT verschwindet dieses Gefühl der Schwäche und Antriebslosigkeit meist bereits schon nach dem ersten Tag.

Doch irgendwann ist die Diät vorbei. Endlich geht es wieder zurück ins normale Leben und zurück zu der normalen Ernährung.

Nicht nur der Betroffene freut sich über die Rückkehr in die Normalität – sein Körper reagiert ebenso. Er will so schnell wie möglich die verlorenen Energien wieder einlagern.

Eine besondere Rolle übernehmen dabei die Fettzellen. Während der Zeit der Diät bilden sie ein Enzym, das die durch den Energieabbau geschrumpften Zellen sehr gut ansprechbar für neue Nahrung macht. Ist die Kur nun vorbei, reagieren die Fettzellen sofort und lagern möglichst schnell wieder Fett ein. Das Körpergewicht steigt, der Jojo-Effekt ist perfekt.

Anders bei der PROTEIN plus DIÄT

Der hohe Eiweißgehalt des Diätdrinks steuert direkt über die Schilddrüse die wichtigsten Stoffwechselvorgänge. Er sorgt dafür, dass das von der Schilddrüse produzierte Hormon T_4 in das von seiner Struktur bis auf das Fehlen eines Jodatoms weitgehend identische Hormon T_3 umgewandelt wird. Dieses Hormon wiederum bewirkt, dass der Grundumsatz und damit der Energieverbrauch gesteigert wird – also mehr Fett verbrannt wird. Der Körper verfällt nicht, wie bei den meisten Diät-Kuren, in eine Art Winterschlaf, um seine Reserven zu schonen. Die verstärkte Zuführung des lebenswichtigsten Nahrungsmittels Eiweiß lässt ihn im Gegenteil seinen Grundumsatz aktivieren und damit von sich aus verstärkt Fett abbauen. Die PROTEIN plus DIÄT ruft damit in der Praxis einen Anti-Jojo-Effekt hervor.

Die von uns als wichtiger Bestandteil der Diät vorgestellten gymnastischen Übungen kurbeln den Grundumsatz des Körpers zusätzlich an und sichern so den Erfolg. Sie wirken gleichzeitig dem

Abbau von Muskeln entgegen. Und nicht nur das. Sie sorgen während der Diät für den Aufbau von weiterer Muskelmasse und erreichen dadurch einen gezielten Fettabbau an den so genannten Problemzonen. Ein Extra-Sportprogramm während der Diät – etwa Schwimmen, Joggen oder Radfahren – verstärkt diesen Trend noch.

Merken Sie sich bitte: Je mehr Sport Sie während der PROTEIN plus DIÄT treiben, desto wirksamer ist die Diät! Sie können täglich zwischen 250 und 500 Gramm an Gewicht verlieren. Wichtiger noch: Sie bauen nicht – wie bei den meisten Diät-Kuren – Ihre Muskeln ab, sondern sorgen dafür, dass die ungeliebten Fettpölsterchen schnell verschwinden.

Es mag sein, dass Sie im Abstand von rund zwei Wochen noch einmal eine PROTEIN plus DIÄT machen wollen, um Ihr endgültiges Wunschgewicht zu erreichen. Angeregt durch die ungewöhnlich reichliche Eiweißzufuhr wird Ihr Körper wie beim ersten Mal ebenso mit dem Abbau von Fettpolstern reagieren.

Mit der Diät haben Sie den Grundstein für ein Leben ohne Übergewicht gelegt. Jetzt brauchen Sie nur noch eine ausgewogene, gesunde Ernährung, um das einmal Erreichte dauerhaft zu erhalten.

Tipp

Laufen Sie langsam: Die Muskeln werden optimal durchblutet und Milchsäure und Schlacken werden abtransportiert. Fett verbrennt! Eine halbe Stunde am Tag sollte es sein, mehr ist besser.

Kapitel 6

Die Diät - Ihr ganz persönlicher Marathonsieg

Die von Ihnen geplante PROTEIN plus DIÄT stellt eine große Herausforderung an Ihr persönliches Engagement und Ihr Durchhaltevermögen dar. Sie werden eine oder sogar zwei Wochen ohne feste Nahrung auskommen müssen.

Machen wir uns nichts vor: Das Abnehmen kann schwieriger sein als Sie es sich vorgestellt haben. Der Verzicht auf Ihre normale Ernährung kann sonderbare Auswirkungen haben. Vielleicht träumen Sie nachts von einem Käsebrötchen. Oder Sie können es nicht ertragen, wenn neben Ihnen andere Menschen sitzen und essen. Es ist durchaus möglich, dass Sie nach einigen Tagen an nichts anders denken als an eine reichlich belegte Pizza und alles hinschmeißen möchten.

Tipp

Denken Sie bei Beginn der Diät daran: Ihr persönliches Idealgewicht ist ein Wohlfühlgewicht. Schauen Sie nicht nur auf die Waage und in Tabellen.

Auf derartige Unwägbarkeiten sollten Sie sich rechtzeitig einstellen. Ein guter Seemann sichert sein Schiff, bevor der Sturm losbricht.

Deshalb: Suchen Sie sich für Ihre PROTEIN plus DIÄT eine günstige Zeit aus – am besten eine ganz normale Arbeitswoche mit den üblichen Belastungen. Es sollte nicht gerade eine Woche voller wichtiger Entscheidungen oder großer Reisen sein. Denken Sie daran: Arbeit lenkt ab. Wenn Sie genügend um die Ohren haben, fehlt Ihnen die Zeit, über Ihren Hunger nachzudenken.

Kleine Tricks vor Beginn der Diät

- Es ist hilfreich, wenn Sie sich hinsetzen und auf einen Zettel schreiben: „Ich will abnehmen." Sie können auch ganz konkrete Ziele vorgeben: „Ich will sechs Kilo abnehmen und schaffe es." Hängen Sie Zettel mit diesen oder ähnlichen Aufschriften gut sichtbar in der Küche, im Bad und in Ihrem Schlafzimmer auf. Vielleicht stellen Sie auch einen davon in einem kleinen Rahmen auf Ihren Schreibtisch oder kleben ihn an gut sichtbarer Stelle an das Armaturenbrett in Ihrem Auto.

Sie werden jetzt über diesen und andere kleine Tricks, die wir Ihnen vorschlagen, lächeln. Doch vertrauen Sie auf unsere Erfahrungen: Selbst so einfache Kleinigkeiten wie Ihr eigenes Bekenntnis zum Abspecken auf einem Zettel können Wunder wirken.

- Eine gute Idee ist es auch, sich selbst für die erfolgreich absolvierte PROTEIN plus DIÄT eine Belohnung zu versprechen – vielleicht ein schönes Essen (nicht gerade eine Kalorienbombe), ein Besuch bei einem besonders guten und für Ihr normales Budget viel zu teuren Friseur, ein Tag in einem Wellness-Club, eine neue Hose oder, oder, oder . . .

Ihnen fallen sicher viele Dinge ein, die Ihnen eine besondere Freude machen. Lassen Sie es nicht beim Träumen. Schreiben Sie sich selbst einen Gutschein, vielleicht mit einer Speisekarte und dem Gericht, auf das Sie sich besonders freuen. Wenn es Ihnen während der Diät dann einmal gerade ganz schlecht geht und Sie die ganze Welt als besonders ungerecht empfinden – schauen Sie sich den Gutschein an und freuen Sie sich auf die Belohnung. Das beflügelt den Geist.

- Als Single beginnen Sie rechtzeitig damit, Ihren Kühlschrank leer zu essen. Wenn immer noch etwas übrig geblieben ist, verschenken Sie es am Tag vor Beginn der PROTEIN plus DIÄT oder werfen es fort. Sie beseitigen damit eine Quelle der Versuchung. Verstecken Sie auch die angesammelten Vorräte an Schokolade, Chips oder was immer Sie sonst noch zum Naschen haben, an einem schwierig zu erreichenden Platz, etwa ganz hinten im Keller. Dass dorthin für die Zeit der Diät auch der Alkohol verbannt ist, versteht sich ganz von selbst.

Wenn Sie nicht allein leben, müssen Sie wahrscheinlich ganz anders vorgehen. Erklären Sie für sich persönlich den Kühlschrank zur Tabu-Zone. Besorgen Sie sich ein Poster mit dem Bild eines besonders dicken Menschen und kleben es als Abschreckung an die Kühlschranktür. Das wirkt wie ein Schild mit der Aufschrift „Vorsicht bissiger Hund“ am Gartentor.

- Außerdem besorgen Sie sich in aller Ruhe die für die Diät benötigten Vorräte. Denken Sie vor allem daran, dass Sie auch in den kommenden Tagen Abwechslung in Ihren Speiseplan bringen sollten. Nichts schmeckt fader als Tag für Tag drei Liter oder noch mehr Selterswasser. Sie werden sich bald nicht mehr vorstellen können, wie sehr Sie sich an einem heißen Tag auf ein Glas sprudelndes Wasser gefreut haben.

Es gibt durchaus Alternativen, beispielsweise „Lemon"-Selterswasser mit leichtem Zitronengeschmack. Achten Sie nur darauf, dass das Wasser keine kalorienhaltigen Zusätze enthält. Wenn Sie Ihre eigene Sprudelmaschine haben, setzen Sie dem Wasser ein wenig ausgepressten Saft einer Zitrone, einer Limone oder einer Apfelsine zu.

- Auch Brühen sind erlaubt. Doch kaufen Sie nicht eine besonders preisgünstige Riesendose fertiger Gemüsebrühe, sondern sorgen Sie auch hier für Abwechslung. Nehmen Sie eine Auswahl unterschiedlicher Geschmacksrichtungen, die Sie in den Regalen eines Supermarktes oder Reformhauses in Ihrer Umgebung finden. Dabei müssen Sie nicht unbedingt auf den Pfennig achten. Denn Sie werden in der Zeit, in der Sie Ihre Diät machen, ohnehin keinen Grund zum Einkaufen haben. Allenfalls der Wasservorrat könnte knapp werden.

- Nicht zuletzt: machen Sie es sich in Ihrer Wohnung gemütlich. Räumen Sie gründlich auf, stellen Sie ein paar schöne Blumen hin. Sorgen Sie dafür, dass Sie in den nächsten Tagen ein besonders wohliges Umfeld haben.

Kleine Tricks während der Diät

- Freuen Sie sich über Ihren Entschluss, endlich ernst gemacht zu haben mit dem lange gehegten und immer wieder verschobenen Wunsch abzunehmen.

Sagen Sie sich immer wieder: Es war mein eigener Entschluss, ich wollte es, und nun schaffe ich es auch.

- Machen Sie aus Ihrem Essen ein Fest. Auch wenn Ihre Mahlzeit nur aus dem Eiweiß-Drink besteht, schlucken Sie ihn nicht einfach eben in der Küche herunter, sondern decken Sie sich den Tisch und zelebrieren Ihr Essen. Nehmen Sie sich Zeit dafür.

- Sorgen Sie dafür, dass Sie immer kühles (nicht eiskaltes) Wasser im Kühlschrank haben. Trinken Sie viel. Rund drei Liter Flüssigkeit sollten es jeden Tag sein. Ersparen Sie sich das Erlebnis, lauwarmes Wasser im Glas zu haben.

- Sehr bekömmlich sind Kräutertees und grüne Tees, die es in unterschiedlichen Geschmacksvarianten gibt. Anders als schwarze Tees oder Kaffee enthalten diese Teesorten keine Aufputschmittel. Sie können danach wie gewohnt schlafen. Viele dieser Tees sind übrigens auch kalt ein Genuss. Allerdings – wenn irgend möglich, sollten Sie sich sowohl beim Tee als auch beim Kaffee den Zucker und auch die Milch möglichst versagen, denn je weniger Kalorien Sie zu sich nehmen, desto größere Fortschritte machen Sie bei Ihrer PROTEIN plus DIÄT.

- Wenn wir gerade übers Essen sprechen: Vielleicht bereiten Sie sich sogar Ihre eigene Gemüsesuppe aus besonders vitaminreichen Gemüsesorten wie Möhren, Tomaten, Brokkoli, Lauch, Zwiebeln oder Kartoffeln selbst zu. Schwitzen Sie das Gemüse mit ein wenig Pflanzenöl leicht an und garen Sie es im Wasser. Und seien Sie sparsam mit Salz.

Nehmen Sie zum Würzen lieber Kräuter. Danach wird die Suppe durch ein feines Sieb gegossen und von den festen Bestandteilen getrennt. Auch wenn es Ihnen leid tut um das schöne Gemüse –

seien Sie konsequent. Der Erfolg der PROTEIN plus DIÄT ist absolut abhängig davon, dass Sie in dieser Zeit keine festen Nahrungsstoffe zu sich nehmen.

Ein Pfund Gemüse ergibt 2 bis 2,5 Liter einer geschmackvollen Brühe. Variieren Sie die Zusammensetzung, probieren Sie andere Kräuter aus. Bringen Sie Ihre eigene Suppe mit an den Tisch, wenn Sie gemeinsam mit Ihrer Familie zu Abend essen.

- Vielleicht können Sie aber auch den Anblick eines mit allerlei Leckereien gefüllten Abendbrotstisches nicht ertragen. Dann gehen Sie eben spazieren, solange Ihre Familie isst. Danach können sich dann alle noch zu einem Tee zusammensetzen.

- Egal – ob Single oder Familie: Den anschließenden Fernsehabend sollten Sie sich verkneifen. Was Sie bisher wahrscheinlich nicht bewusst wahrgenommen haben: Die Werbeblocks sind voll mit Lebensmittelreklame. Tun Sie sich das nicht an!

Und selbst wenn Ihre Wahl auf die im Abendprogramm werbefreien öffentlichrechtlichen Anstalten fällt: Auch dort wird mit geradezu herausforderndem Genuss gegessen.

- Eine gute Alternative ist es, sich mit einem Buch ins Bett zurückzuziehen. Machen Sie auch daraus ein Fest – endlich haben Sie Zeit zum Lesen. Trauen Sie sich ruhig an ein ganz dickes Buch, für das Ihnen bisher die Muße gefehlt hat.

Allerdings: Spannend, interessant und fesselnd sollte es sein, um Sie von den Gedanken an Ihren ungestillten Appetit abzulenken. Außerdem versuchen Sie, ein wenig mehr als sonst zu schlafen. Sie werden sehen – Ihr Körper dankt es Ihnen und Sie fühlen sich am Morgen besonders gut und fit. Bessere Voraussetzungen für einen erfolgreichen Tag und eine erfolgreiche Diät können Sie überhaupt nicht mitbringen.

- Einen Abend sollten Sie sich auch mal mit einem schönen Konzert oder einem Kinobesuch verschönern. Auch so etwas bringt Abwechslung und lenkt von der Diät ab.

- Machen Sie sich längere Abendspaziergänge zur Angewohnheit. Ist ein schöner Wald oder eine reizvolle Landschaft in Ihrer Nachbarschaft? Auch Stadtspaziergänge, vorbei an erleuchteten Fenstern, sind eine reizvolle Alternative, zu der die tägliche Versuchung des Fernsehens meist viel zu wenig Zeit lässt. Ihr Hund wird Sie lieben.

- Nicht zuletzt bietet das Internet Abwechslung und schafft Kontakt zu anderen Menschen, die wie Sie eine Diät machen. Geben Sie nur das Stichwort „Diät" in eine der zahlreichen Suchmaschinen ein und Sie finden Adressen über Adressen. Ein Tip:

www.tinto.de/xxl/bmi.htm

Auch nach dem Ende der PROTEIN plus DIÄT können Sie vielleicht einen nett begonnenen Gedanken- und Meinungsaustausch fortsetzen. Denn, wie schon gesagt, Sie werden nach Ihrer Diät Ihre Ernährung umstellen müssen, wenn Sie auf Dauer den Jojo-Effekt ausschließen wollen. Da gibt es sicher viele Erfahrungen, die man via e-Mail austauschen kann.

- Zu einer Herausforderung dürften die Wochenenden werden – besonders wenn Sie allein leben. Doch ein wenig Kreativität hilft leicht über den Tag oder die Tage hinweg, in denen die Ablenkung durch den Job fehlt.

- Machen Sie einen Ausflug. Suchen Sie sich ein Ziel, das Sie eigentlich schon lange im Auge haben. Bereiten Sie den Ausflug richtig vor – besorgen Sie sich Informationen, Führer, Karten.

- Nehmen Sie Ihr Auto und machen Sie dann eine Rundwanderung durch eine schöne Gegend. Oder nehmen Sie die Bahn und gehen von einem Ort zum anderen und fahren dann mit dem Zug wieder zurück. Die Kombination von Bahnfahrt und Fahrradtour ist sicher auch eine gute Idee.

Sie sollten sich die ganze Woche bereits mit diesem Erlebniswochenende beschäftigen, sich immer wieder darauf freuen. Sehen Sie dieses Wochenende auch als Belohnung für Ihre Diät an.

Vielleicht haben einige Ihrer Freunde Lust mitzukommen. Versuchen Sie's doch einfach mal.

Durchhaltehilfen oder: Das Ziel vor Augen

Sie haben die PROTEIN plus DIÄT begonnen, um einige Pfunde leichter zu werden. Dieses Ziel sollten Sie sich immer wieder vor Augen halten – je einfacher und einprägsamer, desto besser. Sie erleichtern sich das Abnehmen, wenn Sie stets wissen, wie weit Sie diesem Ziel bereits näher gekommen sind. Jeden Tag werden Sie einen neuen persönlichen Erfolg erleben.

- Lassen Sie es nicht dabei bewenden, dass Sie sich jeden Tag auf die Waage stellen. Hängen Sie gut sichtbar eine Wiegeliste an die Wand im Badezimmer und tragen Sie jeden Morgen Ihr Gewicht ein. Tag für Tag haben Sie wieder einen Grund zur Freude. Und nicht nur das. Sie erinnern sich, wie stolz Sie waren, als das erste Kilo runter war, dann das zweite Kilo. Mit diesem Erfolgserlebnis gehen Sie froh und selbstsicher in den neuen Tag.

- Wenn Sie sich ein konkretes Gewichtsziel gesetzt haben, sollten Sie auch direkt aufzeichnen, wie weit Sie sich diesem Ziel bereits genähert haben. Wenn es nun beispielsweise zehn Kilo sind, schreiben Sie sich eine Liste mit großen Zahlen von eins bis zehn. Immer wenn Sie wieder ein Kilo losgeworden sind, streichen Sie die Zahl durch und schreiben das Datum daneben.

- Oder Sie hängen zehn Zentimeter eines alten Maßbandes verkehrt herum an die Wand, daneben eine Schere. Jedesmal, wenn wieder ein Kilo verschwunden ist, schneiden Sie einen Zentimeter ab. Beginnen Sie bei zehn. Immer wenn das Maßband wieder ein wenig kürzer wird und die nächste Zahl aufs Abschneiden wartet, sind Sie Ihrem Ziel einen Schritt näher gekommen.

- Das Maßband (wenn die zehn Zentimeter fehlen, misst man eben von der anderen Seite) eignet sich auch gut, um den Taillenumfang zu messen und so die Erfolge der Diät zu dokumentieren. Notieren Sie den Taillenumfang neben dem täglichen Gewicht.

- Sie können natürlich auch einen alten Rock oder eine alte Hose aus schlankeren Zeiten hin und wieder anprobieren und voller

Stolz feststellen, wie weit sich der Bund bereits schließen lässt. Allerdings sollten Sie realistisch bleiben und nicht ein Kleidungsstück aus den jugendlichen Tagen nehmen, sondern eines, das den Maßen entspricht, die Sie am Ende der PROTEIN plus DIÄT erreichen möchten. Auch ein Gürtel, der sich immer wieder in ein engeres Loch umstecken lässt, demonstriert sehr eindrucksvoll die Fortschritte Ihrer Diät.

Kapitel 7

Die PROTEIN plus DIÄT

Danach kann es losgehen!

Bevor Sie mit Ihrer PROTEIN plus DIÄT beginnen, sollten Sie sich ein wenig mehr als sonst um Ihre Gesundheit kümmern. Wenn Sie gesund sind, Ihr Übergewicht die 20-Kilogramm-Marke nicht überschreitet und Sie nicht gerade schwanger sind oder stillen, dann stellt die Diät keine besondere Herausforderung an Ihren Körper dar. Dennoch: Sprechen Sie vor Beginn der Diät vorsichtshalber mit Ihrem Hausarzt. Achtung: Bei Nierenerkrankungen ist wegen der hohen Eiweißzufuhr äußerste Vorsicht geboten. Kontrollieren Sie bitte auch unbedingt, ob Sie gegen einen Bestandteil der Diät allergisch sind.

Der Diätdrink besteht aus:
- Sojaeiweißpulver
- Haferkleie
- Traubenkernöl
- Milcheiweißpulver
- Honig
- Magermilch

Sojaeiweiß, Haferkleie und Traubenkernöl bekommen Sie im Reformhaus, das Milcheiweißpulver gibt es in der Apotheke (möglichst mit hohem, ca. 80%igem Eiweißanteil). Zusätzlich brauchen Sie Multivitamin- und Mineralstofftabletten und zum Dosieren eine genaue Haushaltswaage. Woran Sie noch denken müssen: Sie sollten eine möglichst genaue Personenwaage haben, mit der Sie täglich Ihr Gewicht überprüfen.

Der Diätplan

Im Mittelpunkt Ihrer PROTEIN plus DIÄT steht der Diätdrink. Mit dem Diätdrink haben Sie die Möglichkeit, Ihr Wunschgewicht in kurzer Zeit zu erreichen und dann den gefürchteten Jojo-Effekt auszuschließen. Durch den hohen Eiweißgehalt von etwa 50 Prozent regt der Drink die Funktion der Schilddrüse an und sorgt damit für eine Beschleunigung des Stoffwechsels. Außer diesem Drink werden Sie während der Zeit Ihrer Diät nur Brühe und sehr viel Flüssigkeit zu sich nehmen. Auf feste Nahrungsmittel müssen Sie während der Diät unbedingt verzichten. Seien Sie bitte dabei konsequent. Nur ein einziger Apfel macht den Erfolg ihrer gesamten Diät zunichte.

Der Diätdrink und die zusätzlichen Tabletten enthalten alle wichtigen Nährstoffe, die Ihr Körper während der Diät unbedingt braucht. Sie nehmen pro Mahlzeit, wenn Sie alles genau abwiegen, nicht mehr als 270 Kalorien zu sich – pro Tag also nur etwas mehr als 800 Kalorien. Damit sparen Sie pro Tag etwa 1.000 bis 1.500 Kalorien, und dennoch ist Ihr gesamter Bedarf an Kohlenhydraten, Eiweiß und Fett komplett gedeckt.

Außerdem nehmen Sie alle wichtigen Vitamine, Mineralstoffe und Spurenelemente in ausreichender Menge zu sich. Das ist während der Diät besonders wichtig, weil viele Menschen bei einseitiger Ernährung an einer Unterversorgung mit Antioxidantien – das sind die wichtigen Vitamine A, C und E und das Spurenelement Selen – leiden. Diese zusätzliche Einnahme hilft Ihrem Körper dabei, die durch den Sport ausgelöste vermehrte Bildung von Freien Radikalen zu neutralisieren.

Suchen Sie sich für den Beginn Ihrer PROTEIN plus DIÄT einen freien Tag aus. Meiden Sie an diesem Tag jeden Stress, bleiben Sie nach Möglichkeit zu Hause.

Am Anfang steht eine gründliche Reinigung des Darms. Am einfachsten ist es, wenn Sie sich aus der Apotheke Glaubersalz besorgen und ein bis zwei Esslöffel in rund einem halben Liter Wasser auflösen. Trinken Sie es in kleinen Schlucken und bleiben Sie in der Nähe der Toilette. Nach rund zwei Stunden reagiert Ihr Darm.

Inzwischen können Sie Ihren ersten Diät-Drink zubereiten: Jede Ihrer drei täglichen Mahlzeiten für die nächsten Tage besteht aus der folgenden Mischung:

15 g	Sojaeiweiß
12 g	Honig
5 g	Milcheiweiß
5 g	Haferkleie
2 g	Traubenkernöl
250 ml	Magermilch

Rühren Sie bitte zuerst nur das Eiweiß und die Haferkleie in die Milch ein, den Honig und das Traubenkernöl sollten Sie erst später hinzufügen. Am besten verwenden Sie zum Einrühren einen Schneebesen, notfalls tut es auch eine Gabel. Wenn Sie es ganz komfortabel haben wollen, nehmen Sie einen Mixbecher, z.B. von Emsa oder Melitta, erhältlich in jedem gut sortierten Haushaltswarengeschäft.

Sie können Ihren Drink durch die Zugabe von Fruchtsaft (ungesüßt), Vanillepulver oder Ähnlichem geschmacklich variieren, denken Sie aber bitte daran, dass jede zusätzliche Kalorie, die Sie dadurch zu sich nehmen, den Effekt Ihrer Diät verringert. Vergessen Sie bitte nicht, dass Sie Ihre täglichen Tabletten mit Vitaminen und Mineralstoffen zu sich nehmen, damit Sie keine Mangelerscheinungen haben.

Tipp

Sie sollten den Diätdrink in fettarmer Milch auflösen. Denken Sie daran: Vollmilch hat Kalorien, die Sie eigentlich meiden wollen.

Wesentlich einfacher für Sie ist die Zubereitung des Drinks allerdings, wenn Sie eine geeignete fertige Diätnahrung in der Apotheke kaufen – in diesen Mischungen sind alle Komponenten optimal miteinander kombiniert. Sie müssen nur noch das fertige Pulver in Milch einrühren, das lästige genaue Abwiegen der einzelnen Bestandteile und die zusätzliche Einnahme von Vitamin- und Mineralstofftabletten entfällt völlig.

Die geeigneten Produkte für die PROTEIN plus DIÄT, die vielfach getestet wurden, finden Sie im Anhang dieses Buches. Sie erleichtern sich damit die Diät ganz erheblich und stellen außerdem sicher, dass Sie möglichst wenig Kalorien ohne irgendwelche Mangelerscheinungen zu sich nehmen. Jede Apotheke hat diese Diätnahrungen vorrätig oder kann sie kurzfristig für Sie beim Pharmagroßhandel besorgen.

Zwischen den Mahlzeiten können Sie jederzeit etwas Brühe zu sich nehmen. Außerdem: Denken Sie daran, reichlich zu trinken. Ihr Körper braucht während der Diät unbedingt zwei bis drei Liter Wasser täglich. Sie können Leitungswasser, Mineralwasser, geschmacklich versetztes Wasser wie Lemon oder auch Tee wählen. Achten Sie darauf, dass weder das Wasser noch der Tee Zucker enthält.

Es kann durchaus vorkommen, dass Sie sich am ersten Tag der PROTEIN plus DIÄT – vor allem nach der Darmentleerung – nicht wohl fühlen. Das ist ganz normal, aber kein Dauerzustand. Schon bald wird sich Ihr Befinden bessern und Sie werden Tatendrang und Unternehmungslust verspüren. In dem Kapitel „Hilfen bei der Diät" habe wir einige Tricks genannt, mit denen Sie sich über kleine Schwächeperioden hinweghelfen können.

Sie können die PROTEIN plus DIÄT problemlos über einen Zeitraum von ein bis zwei Wochen durchführen. Wenn Sie dann Ihr Wunschgewicht noch nicht erreicht haben, sollten Sie sich zwei Wochen weiter gesundheitsbewusst ernähren. Hin und wieder sollten Sie eine Mahlzeit durch einen Diätdrink ersetzen. Machen Sie in dieser Zeit auch Ihr Sportprogramm weiter. Nach diesen zwei Wochen haben Sie bei kontrollierter Ernährung und einigen Diätmahlzeiten sicher Ihr Gewicht noch ein wenig reduziert. Beginnen Sie nun die Diät wie beim ersten Mal – an einem ruhigen, freien Tag mit einer gründlichen Darmentleerung.

Sport hilft dem Stoffwechsel auf die Sprünge

Als wichtige Hilfe zum Erfolg Ihrer PROTEIN plus DIÄT haben sich leichte sportliche Übungen erwiesen. Sie werden bald nach Beginn Ihrer PROTEIN plus DIÄT feststellen, dass Ihr Blutdruck leicht abgesunken ist und Sie das Gefühl bekommen, insgesamt gelassener und ruhiger zu reagieren. Das ist ganz normal angesichts der geringen Kalorienaufnahme.

Die von uns vorgeschlagenen gymnastischen Übungen sind hervorragend geeignet, dieser Trägheit entgegenzuwirken. Sie bringen sich und Ihren Körper in Schwung. Gleichzeitig unterstützen Sie gezielt Ihren Muskelaufbau. Selbst wenn Sie bisher ein Sportmuffel waren, werden Sie bald feststellen, wie gut Ihnen die Übungen tun. Sie werden sich wohl fühlen. Nicht zuletzt heizen Sie mit den Übungen Ihren Grundumsatz an und fördern so das Abnehmen.

Fastenbrechen – der erste Apfel

Sie haben es geschafft! Die Waage hat sich auf Ihr Wunschgewicht eingependelt. Selbst wenn Sie nach zwei Wochen noch nicht ganz bei der Kleidergröße angekommen sind, die Sie sich erträumen – die PROTEIN plus DIÄT ist zu Ende! Später mag eine weitere folgen. Aber für dieses Mal geht es zurück ins alte Leben, zurück an den gedeckten Tisch. Doch Vorsicht! Für eine oder zwei Wochen war Ihr Darm ruhig gestellt, war ihr Organismus nicht auf Nahrungsaufnahme und ihre Verarbeitung eingestellt. Er ist nach einer derart langen Fastenzeit noch nicht wieder in der Lage, ein normales Essen, geschweige denn ein mehrgängiges Festtagsmenü, richtig zu verarbeiten.

Bewahren Sie Ihren Körper vor einem schweren Schock und gewöhnen Sie ihn langsam, Schritt für Schritt, wieder an die normale tägliche Ernährung.

Begehen Sie den ersten Essens-Tag bewusst – möglichst in aller Ruhe zu Hause, wie an dem ersten Tag Ihrer Diät. Beginnen Sie mit dem Frühstück, das Sie so lange entbehrt haben. Auch wenn es in diesem Fall leider noch etwas bescheiden ausfällt – es wird Ihnen wie ein Fest erscheinen.

Also: Decken Sie den Tisch besonders schön. In der Mitte: ein reifer, gut gewaschener Apfel. Sie vierteln ihn und schneiden das Kerngehäuse heraus. Gehen Sie dabei so sorgfältig vor, als filetierten Sie einen Braten im Kreis Ihrer Gäste.

Genießen Sie den Duft des Apfels. Nehmen Sie sich Zeit, sich auf den ersten Biss zu freuen. Essen Sie den Apfel langsam und gemächlich, als nähmen Sie ein besonders feines Menü zu sich. Kauen Sie Biss für Biss sorgfältig.

Dann räumen Sie wie üblich den Tisch ab.

Am Mittag wiederholen Sie die Prozedur. Wieder ist der Tisch besonders sorgfältig gedeckt. Als Festmahl steht wieder Gemüsesuppe auf dem Tisch – jetzt jedoch mit dem pürierten Gemüse, das Sie bisher haben fortwerfen müssen. Ein Genuss – wir versprechen es Ihnen.

Am Nachmittag dürfen Sie sich einen mageren Joghurt, natürlich „natur“ und ohne Zucker, gönnen. Und am Abend gibt es noch einmal Gemüsesuppe mit pürierter Einlage.

Nach diesem Schonkosttag hat sich Ihr Körper wieder an die Zufuhr von festen Nahrungsmitteln gewöhnt. Von nun an können Sie wieder beginnen, wie gewohnt zu essen. In den ersten Tagen ist vielleicht noch ein wenig Zurückhaltung angesagt. Besonders wichtig ist aber für die folgenden Wochen: Um den Jojo-Effekt auch langfristig zu vermeiden, sollten Sie mindestens zweimal in der Woche eine Mahlzeit durch einen Diät-Drink ersetzen, damit Ihr Stoffwechsel durch die hohe Eiweißzufuhr auch weiterhin auf Hochtouren bleibt.

Ansonsten müssen Sie nicht mehr an Ihre Diät denken. Aber vergessen Sie nicht, sich bewusst zu ernähren. Geben Sie den Fettpölsterchen keine neue Chance! Die Grundlagen der gesunden Ernährung erläutern wir Ihnen in den weiteren Kapiteln nach dem Teil „Sport und Gymnastik".

Kapitel 8

Sport und Gymnastik

Stretching

Diese Übungen eignen sich sehr gut zum Warmwerden vor und nach dem Sport oder der Gymnastik, und um Verletzungen vorzubeugen. Vermeiden Sie dabei eine allzu große Dehnung: Nur so weit, bis Sie ein Ziehen, aber keinen Schmerz verspüren.

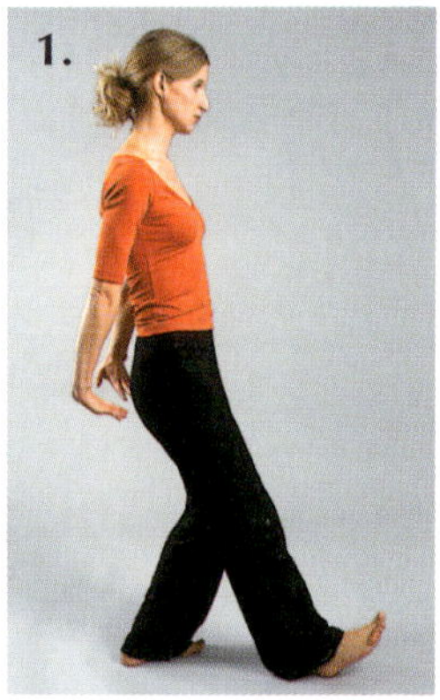

1. Dehnung der inneren, kurzen Wadenmuskeln

Gerader Rücken, linkes Knie beugen und rechte Ferse nach vorn, Zehen nach oben. Die Belastung für 20 Sekunden auf dem gebeugten Bein halten, Pause und Beinwechsel.

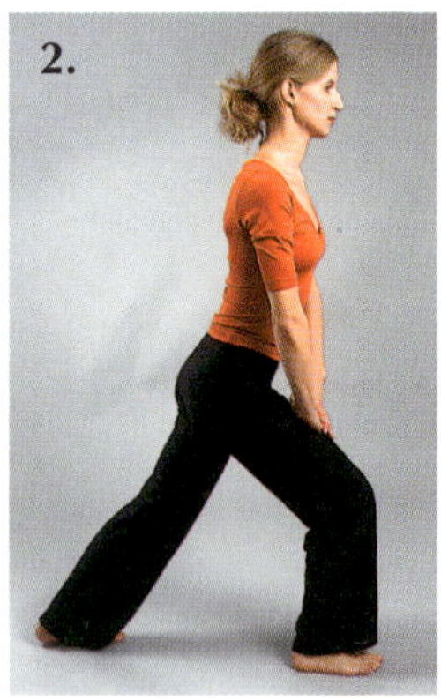

2. Dehnung der äußeren, langen Wadenmuskeln

Füße parallel in Schrittstellung, vorderes Bein beugen und hinteres strecken.

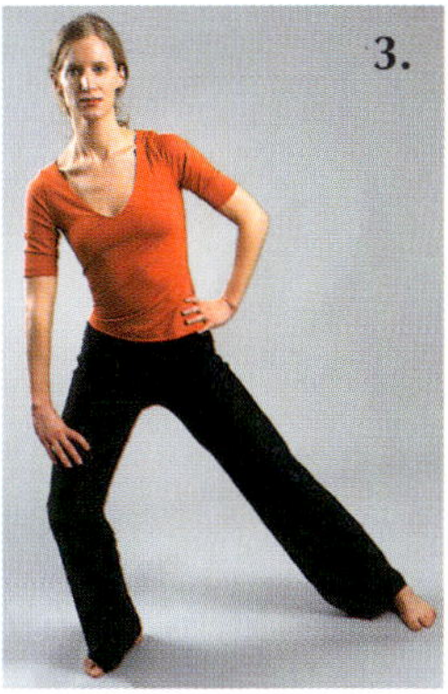

Die Ferse des hinteren Beins sollte dabei auf dem Boden bleiben. Dehnung 20 Sekunden und dann wechseln.

3. Dehnung des inneren Oberschenkels

In die Grätschstellung und Füße dabei parallel. Das Gewicht auf ein Bein verlagern und beugen. Der Fuß des gestreckten Beins bleibt am Boden. Wieder 20 Sekunden und Wechsel.

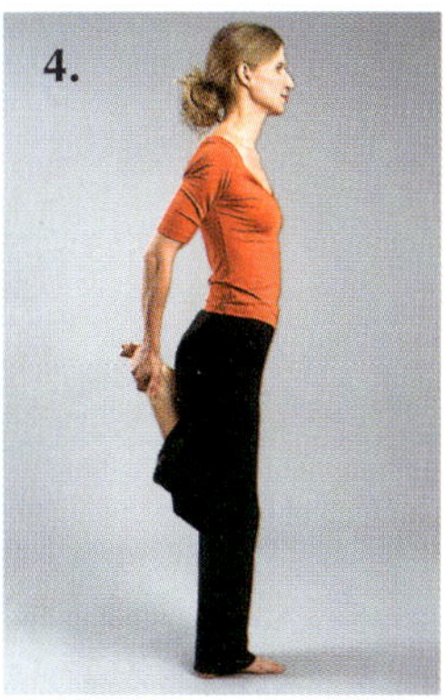

4. Dehnung des vorderen Oberschenkels

Die Füße gerade nebeneinander stellen, einen Fuß in die Hand nehmen und an den Po drücken. Die Knie zusammenhalten und die Hüfte nach vorn strecken, 20 Sekunden, 2 Sekunden Pause und Wechsel.

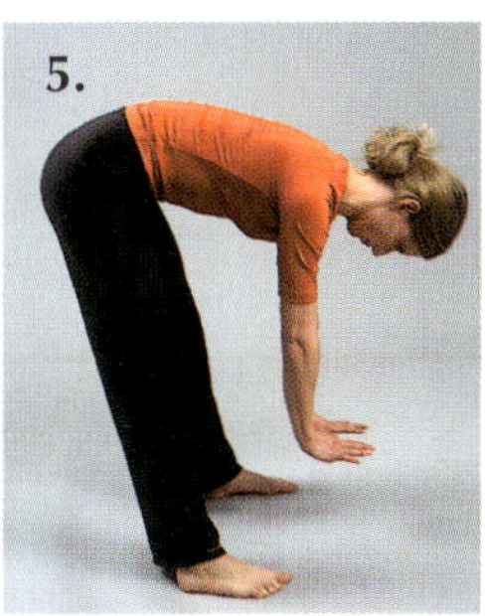

5. Dehnung des hinteren Oberschenkels

Beine gestreckt halten, Oberkörper gerade und langsam nach vorne beugen. Rücken gerade halten und 20 Sekunden verharren. Kurze Pause und Übung wiederholen.

6. Dehnung der Schulterpartien

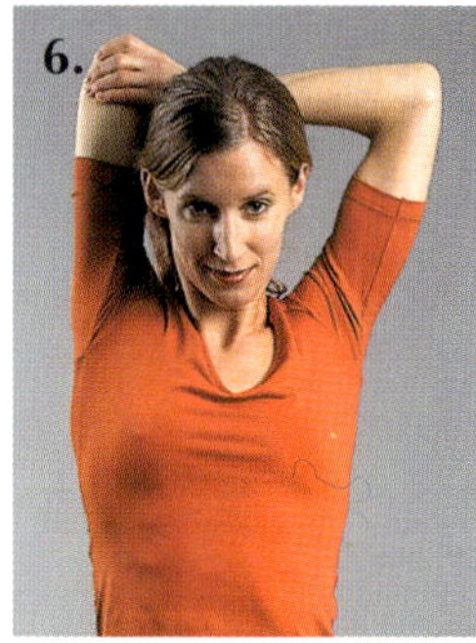

Arme hinter den Kopf und rechten Ellenbogen mit der linken Hand hinter den Kopf ziehen. Den Kopf dabei gerade halten. 20 Sekunden, 2 Sekunden Pause und wechseln.

7. Dehnung der Brust- und Schultermuskulatur

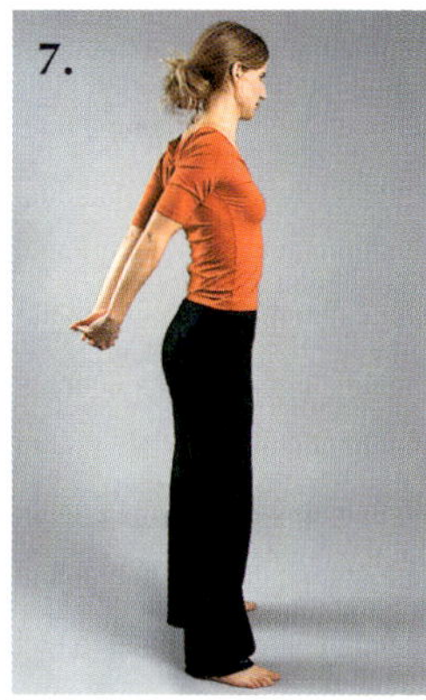

Beide Hände hinter dem Rücken verschränken, die gestreckten Arme vorsichtig nach oben ziehen und 20 Sekunden dehnen. Kurze Pause einlegen und die Übung wiederholen.

Tipp

Machen Sie keinen Sport mit vollem Magen. Die letzte Mahlzeit sollte etwa zwei Stunden zurückliegen.

Kapitel 9

Sport und Gymnastik

Bewegungsübungen

Diese Übungen, die zusammen mit der Hamburger Physiotherapeutin Ilse Balecke entwickelt wurden, sollten Sie zu einem festen Programm in Ihrem Leben machen. Sie erhalten und fördern optimal Ihre Gelenkigkeit und straffen das Muskelgewebe. Bewegen Sie sich bei den Übungen im Zeitlupentempo und orientieren Sie sich dabei an den Abbildungen. Die Wochenenden eignen sich übrigens besonders gut für diese Gymnastik.

1. Entspannungstraining vor den Übungen

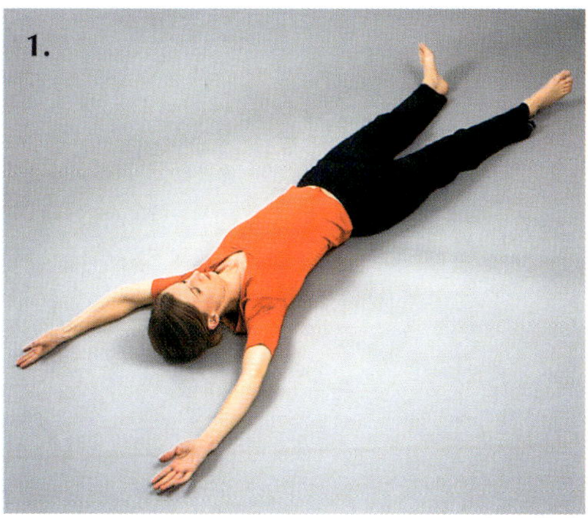
1.

Legen Sie sich auf eine glatte, nicht zu weiche Unterlage und entspannen Sie mit den Armen nach hinten und leicht gespreizten Beinen für 10 bis 15 Minuten.

2. Beckenrolle

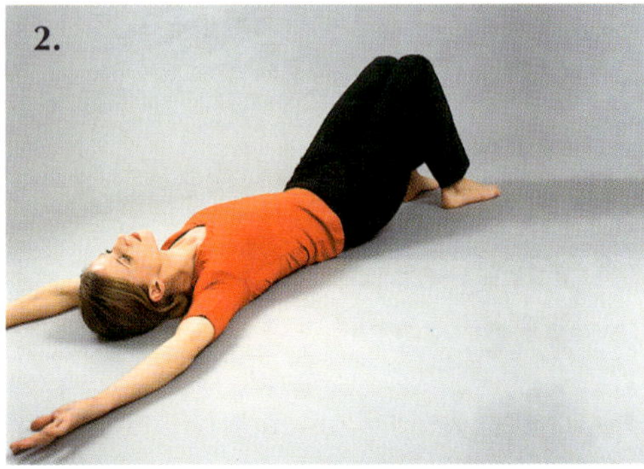

A.)
Anspannung des Bauches und des Pos bei gleichzeitiger Entspannung und Dehnung der vorderen Schultern.

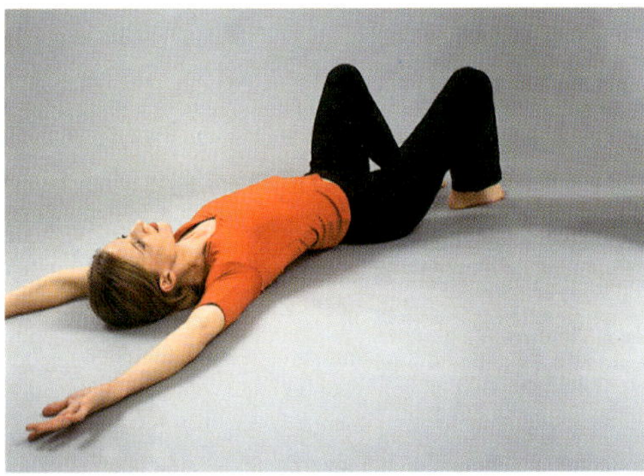

B.)
Entspannung der Beugemuskulatur. Becken kippen.

3. Diagonale Übungen

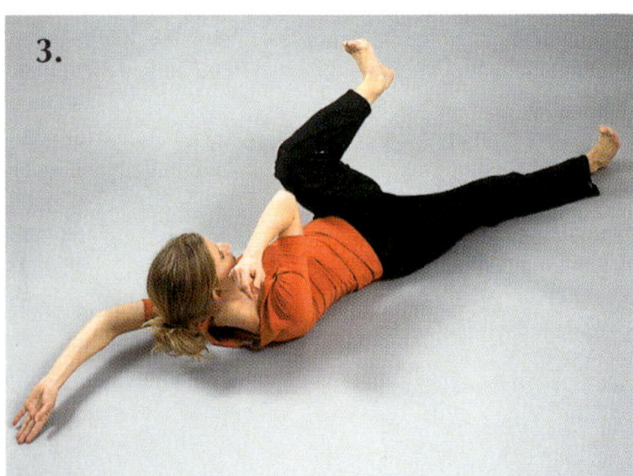

Gleichzeitiges Spannen und Dehnen der schrägen Bauchmuskulatur.

4.

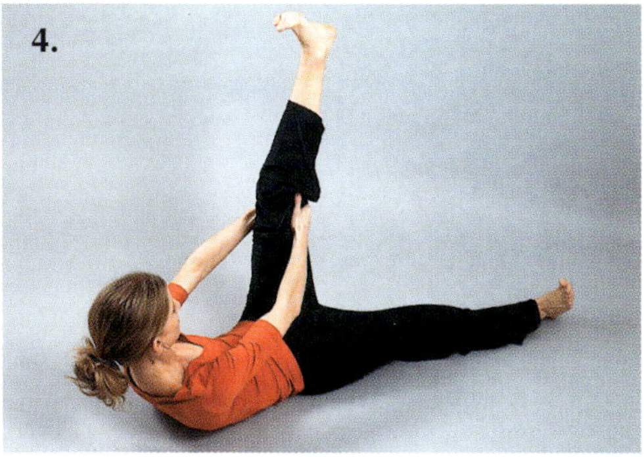

4. Dehnung

Gleichzeitiges Dehnen und Kräftigen der vorderen und hinteren Beinmuskulatur.

5.

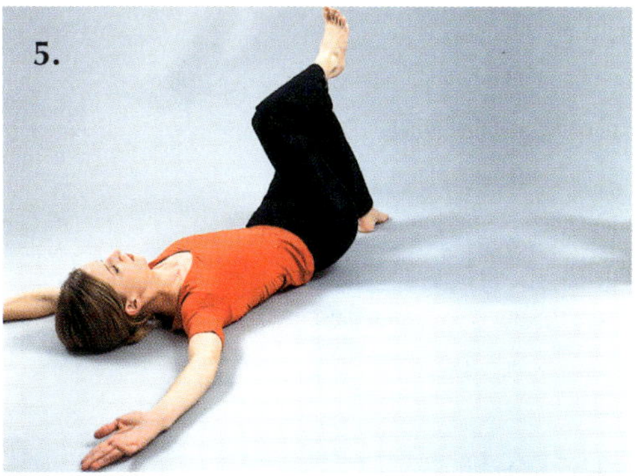

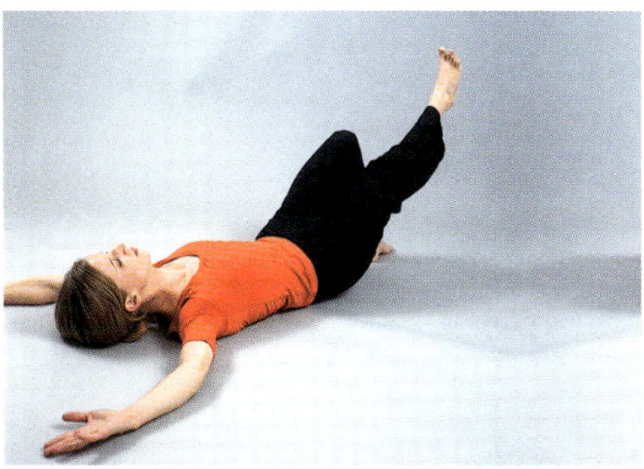

5. Kräftigung

Kräftigung der Becken-, der Bauch- und der Beinmuskulatur. Das Körpergewicht wird dabei entlastet. Po an der Standbeinseite anspannen.

6. Anspannung

Anspannung der Rückenmuskulatur und des hinteren Schultergürtels.

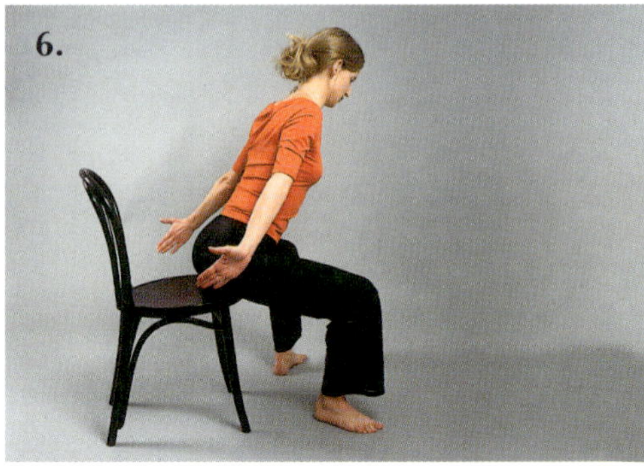

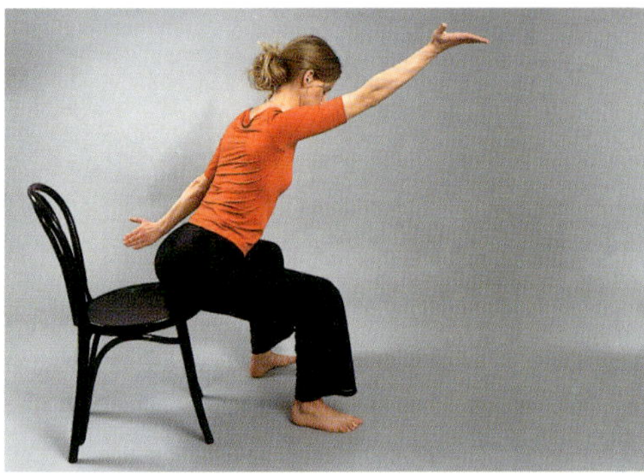

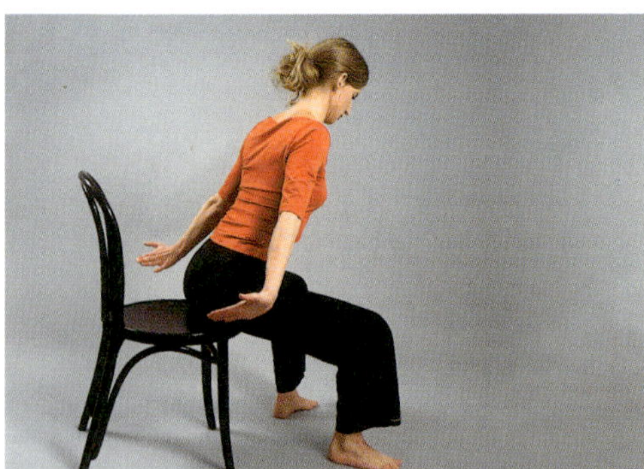

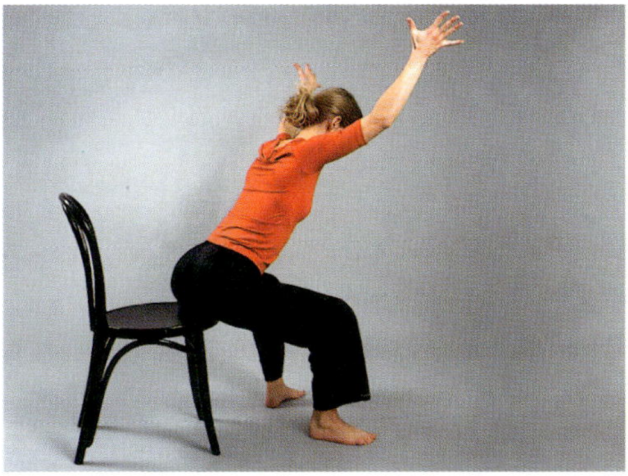

Brustbein bleibt gehoben. Spannung bis in die äußersten Körperteile.

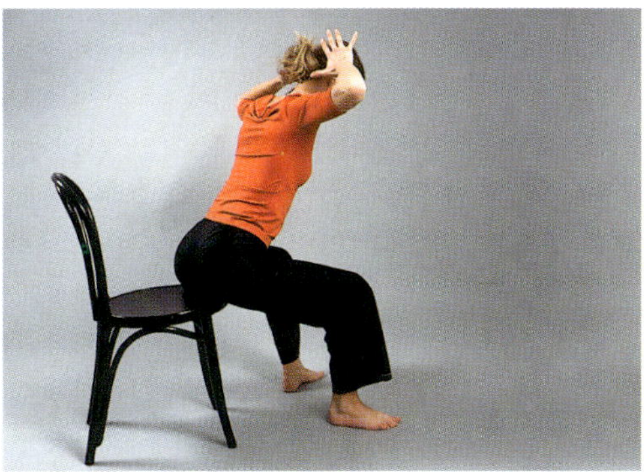

Tipp

Eine gute Beweglichkeit verhindert Verletzungen beim Sport. Erhalten Sie diese Geschmeidigkeit, indem Sie die Übungen regelmäßig wiederholen.

Kapitel 10

Bewusste Ernährung – Fitness vom Teller

Sie haben die PROTEIN plus DIÄT erfolgreich abgeschlossen. Ihren ersten Apfel haben Sie wie ein mehrgängiges Gourmet-Menü genossen. Nun geht es darum, die Weichen für die langfristige Sicherung des Erreichten zu stellen. Ihr Körper soll keinen Anlass mehr bekommen, wieder überflüssiges Fett anzusetzen.

Das ist viel leichter als Sie denken. Es geht darum, dass Sie sich in Zukunft ausgewogen ernähren. Oft sind es nur wenige Kleinigkeiten, die Sie bei Ihrer Ernährung verändern müssen. Entscheidend ist es aber, die richtige Mischung aus Fett und fettreichen Produkten, aus kohlenhydratreichen Lebensmitteln wie Gemüse und Obst, aus Eiweiß und den sogenannten Ballaststoffen zu finden. Lassen Sie dabei die Kalorientabelle ruhig zu Hause. Wenn Sie erst wissen, welche die richtige Mischung für Sie ist, können Sie sich unbeschwert durchs Leben schlemmen.

Es geht auch mit weniger Fett

Ein richtiger Schweinebraten mit einer krossen Kruste ist eine Delikatesse. Eine gefüllte Martinsgans mit Rotkraut kann ein Traum sein. Bei gebratenem Aal mit Apfelmus läuft einem das Wasser im Mund zusammen. Auf alle diese fetten Leckereien müssen Sie in Zukunft nicht verzichten. Wenn sie irgendwann einmal auf Ihrem

Speisezettel stehen – haben Sie kein schlechtes Gewissen, sondern genießen Sie diese Spezialitäten in vollen Zügen!

Entscheidend für Ihre Figur ist nicht ein einmaliger Ausrutscher. Wichtig ist, dass Sie insgesamt weniger Fett essen. Heute liegt der Fettanteil der Nahrung im Durchschnitt zwischen 40 und 45 Prozent. Demgegenüber macht der Idealwert etwa 30 Prozent der Nahrung aus – rund ein Drittel weniger.

Versuchen Sie also, zuerst einmal besonders fette Nahrungsmittel von Ihrem Tisch zu verbannen, den Schweinebraten gegen das Steak auszutauschen. Noch besser ist Geflügel, das sich in unendlich vielen Varianten zubereiten lässt und immer wieder zu neuen Gaumenfreuden führt. Auch Lamm und Wild sind meist fettärmer als Rind und Schwein.

Tipp

Essen Sie öfter mal Fisch. Kaltwasserfische wie Hering, Makrele, Kabeljau, Lachs oder Forelle enthalten besser verwertbare Fettsäuren als Fleisch.

Ebenso lässt sich bei der Zubereitung Fett einsparen, ohne dass dadurch der Geschmack leidet. Verzichten Sie aufs Braten. Setzen Sie Ihren Gästen ein geschmortes Kaninchen auf provenzalische Art oder das sagenumwobene Huhn mit den 42 Knoblauchzehen vor – niemand wird auf die Idee kommen, dass Sie fettarm gekocht haben. Allerdings sollten Sie die Crème fraîche zum Abschmecken der Sauce weglassen. Wenn Sie genügend frische Kräuter hinzugefügt haben, wird kaum jemand diesen kleinen Dickmacher vermissen. Schon dieses Beispiel zeigt, dass es oft die Kleinigkeiten der feinen Küche sind, die über den Fettgehalt eines Gerichtes entscheiden – die verborgenen Fette. Nun lässt sich leider nicht wegdiskutieren, dass Fett ein hervorragender Geschmacksträger und deshalb bei allen Köchen geschätzt ist. Es ist nicht nur die Crème fraîche in der Sauce. Gemüse schmeckt eben besonders gut, wenn es in ein wenig Butter angedünstet ist. Die Sahne auf den frischen Erdbeeren oder dem Pflaumenkuchen steigert den Genuss ganz erheblich.

Doch es geht auch ohne. Wenn wir das Gemüse „al dente" servieren, bleibt auch ohne Fett ein interessanter Eigengeschmack. Ein wenig frisch geriebenen Parmesan-Käse darüber oder eine leichte, mit wenig kaltgepresstem Öl angemachte Vinaigrette – und schon wird eine Gemüseplatte zu einem Gaumenschmaus.

Tipp

Haben Sie immer einen Apfel bei sich. Er dient als Notration bei einer plötzlichen Hungerattacke und ist gesund.

Bei Ihrer Wurstauswahl lassen Sie sich beraten. Dabei ist das Fett nicht immer so deutlich sichtbar wie in der Salami. Die harmlos wirkende Fleischwurst beispielsweise besteht im Wesentlichen aus Fett. Suchen Sie sich nach einem Gespräch mit Ihrem Fleischer fettarme Sorten aus und lassen Sie ihn die Scheiben schön dünn schneiden.

Ähnlich sollten Sie bei Milch- und Milchprodukten vorgehen. Wenn Sie viel und gerne Milch trinken, versuchen Sie es doch einmal mit frischer, fettarmer Milch.

Im Milchkaffee, wie ihn die Welle der internationalen Küche auch bei uns immer populärer macht, schmecken Sie den Unterschied eigentlich nicht. Magerer Joghurt schmeckt hervorragend. Das gilt auch für die Sorte „natur", ohne die vornehmlich aus kalorienträchtigem Zucker bestehenden bunten Aromastoffe, die Ihnen den Genuss frischer Früchte vorgaukeln.

Beim Käse gilt als Maßstab der Fettgehalt in der Trockenmasse. Damit ist das Gewichtsverhältnis Fett zur Restmasse, ohne den Wassergehalt des Käses, gemeint. Sie müssen also beides berücksichtigen: den angegebenen Fettgehalt sowie die Konsistenz des Käses. Als Richtschnur gilt: Je weicher der Käse, desto weniger Fett enthält er bei gleichem Fettgehalt in der Trockenmasse. Statt auf den echten Schweizer Emmentaler oder den alten holländischen Gouda sollte deshalb Ihre Wahl besser auf Frischkäse wie Quark und Hüttenkäse fallen – Sorten übrigens, die Sie ganz einfach mit einigen Gewürzen und Kräutern in pikante Leckereien verwandeln können.

Wenn wir schon mal dabei sind: Wie dick muss eigentlich die Butter unter dem Aufschnitt sein? Schmeckt die an sich schon sehr fette Leberwurst wirklich besser, wenn sich zwischen Brot und Wurst eine Schicht Butter befindet? Selbst Diätmargarinen enthalten immer noch so viel Fett, dass Sie kritisch mit sich ins Gericht gehen und bei jeder Scheibe prüfen sollten, ob die als Geschmacksverstärker dienende Trennschicht wirklich notwendig ist.

Auch Fisch, sonst für die gesunde Ernährung gerühmt, kann sehr viel Fett enthalten: Aal und Lachs beispielsweise, aber auch Makrelen und Heringe. Merken Sie sich: Alle Fische, die Sie auch in geräucherter Form angeboten bekommen, gehören zu den fettreichen Sorten. Auf die ersten frischen Matjes als einmalige Delikatesse müssen Sie deshalb nicht verzichten, die wohlschmeckende Speckstippe aber besser weglassen.

Ebenso gehören auch bestimmte Früchte wegen ihres Fettgehaltes auf die Negativliste, wie z.B. Avocados und Nüsse.

Wo wir schon bei der Negativliste sind: Natürlich sind Knabbermischungen jeder Art fortan verboten – egal ob süß oder salzig. Am besten, Sie machen schon im Supermarkt um diese kleinen Dickmacher einen weiten Bogen und führen sich nicht erst in Versuchung. Auch der BigMac kommt auf die Streichliste, zusammen mit den Pommes frites und dem Klacks Mayonnaise. Nicht nur Pommes frites, sondern auch Berner Rösti und das ach so leckere Kartoffelgratin werden in Zukunft völlig von Ihrer Speisekarte verschwinden.

Gegen die Currywurst und das leckere Schmalzgebackene ist dann nichts einzuwenden, wenn es bei diesem einen Mal im Jahr auf dem Weihnachtsmarkt bleibt. Doch wenn nicht gerade ein derart verführerisches Ereignis lockt und Sie im Kreis Ihrer Freunde nicht den Miesepeter spielen wollen, sollten Sie um alle Schnellimbisse und die verlockenden Kuchenauslagen in den Konditoreien einen ebenso großen Bogen machen wie um all die anderen fetten Verführungen.

> **Tipp**
> *Nicht alles bereuen ist aller Weisheit Anfang.*

Dabei ist eine Ausnahme wie die jährliche Geburtstagstorte Ihrer Mutter durchaus gerechtfertigt. Dagegen sollte Sie bei Ihrem häufig besuchten Lieblingsitaliener grundsätzlich auf die in reichlich Öl eingelegten Vorspeisen ebenso verzichten wie auf die schmackhaften Tortellini in Rahmsauce. Es bleiben auch sonst noch genügend Alternativen auf der Speisekarte.

Zu den versteckten Fetten zählen auch die vielen Kalorien, die wir in der Küche unbewusst der Nahrung zusetzen. Dämpfen, Dünsten, Grillen sollten Sie dem Braten, dem noch fettreicheren Frittieren und dem Einlegen in Öl vorziehen. Ist beim Kurzbraten die Pfanne richtig heiß, verschließen sich die Poren schneller und das Fleisch nimmt weniger Fett auf. Bei beschichteten Pfannen kommen Sie mit wenig, zum Teil sogar ohne jedes Fett aus.

Natürlich schneiden Sie das sichtbare Fett sowie die Haut und das darunter liegende Fett vor dem Braten oder Schmoren ab. Anders ist es beim kurzgebratenen Rumpsteak, das ohne das Fett seinen unnachahmlichen Geschmack einbüßen würde.

Sicher enthält das Rumpsteak mehr Fett als das Filet. Doch, wie gesagt, kleine Sünden sind hin und wieder erlaubt.

Bei den Salatsaucen können Sie in den meisten Fällen die Sahne durch fettarme Milch ersetzen und das Öl durch fettarmen Joghurt. Geschmack bringen Gewürze, Essig, Senf und vor allem Kräuter – wenn möglich frische.

Sie werden bald bemerken, dass Sie bei einer fettarmen Ernährung eigentlich auf nichts verzichten müssen. Ihre Küche wird wahrscheinlich sogar noch abwechslungsreicher und ganz besonders schmackhaft sein.

Die Suche nach Alternativen, neuen Ideen und einfach die Lust am Ausprobieren neuer Gerichte werden Sie inspirieren. Dass diese Ernährung Ihrer Gesundheit zugute kommt – das ist dann ein Geschenk, das Sie sich selbst erkocht haben.

Entdecken Sie die Kohlenhydrate

Nachdem wir uns nun lange damit beschäftigt haben, was Sie nicht, nicht mehr oder von dem Sie wesentlich weniger essen sollten, nun zu den neuen Präferenzen auf Ihrer privaten Speisekarte. Das sind vor allem Kohlenhydrate. Sie waren bis in die ersten Jahrzehnte des zurückliegenden 20. Jahrhunderts die wichtigste Nahrungsquelle und sind in unserer Überflussgesellschaft inzwischen zugunsten von fettreicher tierischer Nahrung in den Hintergrund getreten. Sie sollten etwa die Hälfte Ihres Energiebedarfs durch Kohlenhydrate decken.

Denn Kohlenhydrate sättigen, ohne dick zu machen. Zum einen können Sie im Vergleich zu fettreichen Lebensmitteln viel essen. Der Kaloriengehalt von 600 Gramm gekochtem Reis oder der gigantischen Menge von 2,5 Kilogramm Tomaten – keines von beiden werden Sie wohl bei einer Mahlzeit verzehren können – entspricht dem einer Tafel Schokolade oder von 100 Gramm Salami. Beides wäre gerade mal ein Snack für zwischendurch. In der früheren DDR standen kohlenhydrathaltige Nahrungsmittel wie Kartoffeln mit der sehr zutreffenden Bezeichnung „Sättigungsbeilage“ auf den Speisekarten.

In der Tat sättigen die Kohlenhydrate. Mit ihrem im Vergleich zum Fett großen Volumen füllen sie den Magen. Der Körper kann die meisten der Kohlenhydrate – vor allem die nicht sehr kalorienhaltigen, sondern ballaststoffreichen – zudem nur langsam und vergleichsweise mühsam verarbeiten. Von der in den Kohlenhydraten enthaltenen Energie geht ein wesentlicher Anteil bei der Verdauung verloren. Bei diesem Prozess werden zwischen 20 und 30 Prozent der Kalorien verbraucht. In der Praxis bedeutet das: Sie können mehr Kohlenhydrate essen, ohne zuzunehmen.

Aber was sind eigentlich, diese sagenhaften Kohlenhydrate, von denen sich die Menschen über Millionen von Jahren ernährt haben und die uns heute helfen, die schlanke Linie zu halten? Kohlenhydrate sind ganz einfach chemische Verbindungen aus Kohlenstoff und Wasser. Mit Hilfe des Sonnenlichts sind Pflanzen in der Lage, im Prozess der Photosynthese aus beiden Substanzen eine Verbindung herzustellen. Was entsteht, sind chemisch betrachtet mehr oder weniger komplexe Ansammlungen von Zucker und Stärke. Die Palette reicht dabei vom schnell ins Blut übergehenden Traubenzucker bis hin zu den für den Menschen nicht verdaulichen und trotzdem für die gesunde Ernährung besonders wichtigen Ballaststoffen.

Schon das Reizwort „Zucker" macht deutlich, dass auch Kohlenhydrate kein Allheilmittel sind. Wir müssen da ganz klar die Weichen stellen: Zucker ist als sogenanntes „leeres Kohlenhydrat" ohne Beimischung von Vitaminen, Mineralstoffen, Spurenelementen und Ballaststoffen. Zucker ist deshalb für die Ernährung problematisch und sollte von Ihrem Esstisch so weit wie möglich verschwinden. Das gilt übrigens für alle raffinierten Kohlenhydratprodukte wie Zucker, Süßigkeiten, Limonaden, Cola-Getränke und Weizenmehlprodukte. Sie alle entziehen dem Körper das Vitamin B_1, das für die Steuerung des Kohlenhydratstoffwechsels im Körper gebraucht wird.

Tipp

Essen Sie Kohlenhydrate wie Vollkornbrot, Gemüse oder Reis. Sie verhindern einen Abfall des Blutzuckerspiegels und den damit verbundenen Heißhunger.

Deshalb kommen auf die Streichliste der kohlenhydrathaltigen Lebensmittel der Zucker, alle mit Zucker gesüßten Speisen und Getränke, polierter Reis und auch alle feinen Produkte aus weißem Mehl – neben Kuchen auch Brötchen, Weißbrot und leider auch so leckere Brotsorten wie Ciabatta und Baguette. Wenn bei Ihnen in Zukunft sonst regelmäßig aromatisches Vollkornbrot auf dem Tisch steht, ist an einem schönen Sonntagmorgen mal eine Ausnahme erlaubt.

Natürlich können Sie sich auch mit kohlenhydrathaltigen Lebensmitteln einen Bauch anfuttern. Allerdings müssen Sie dann, im Vergleich zu fettreicher Kost, schon erheblich und andauernd über die Stränge schlagen.

Doch nun zurück zur Praxis und zu den Kohlenhydrat-Produkten, die zukünftig Ihren Speiseplan bereichern sollen und die für den Erhalt Ihrer gerade wiedergewonnenen schlanken Linie wichtig sind. Wenn wir von kohlenhydrathaltiger Kost sprechen, sind vor allem Vollkorngetreide wie Weizen, Roggen und Reis gemeint, sowie Kartoffeln, Gemüse und Obst. Auch hier müssen wir wieder zwischen kalorienreichen Kohlenhydraten und kalorienarmen Sorten unterscheiden. Zu der ersten Gruppe gehören unter anderem weiße Bohnen, Erbsen oder Linsen, Kartoffeln und Getreideprodukte sowie Brot, Müsli oder Nudeln. Dem gegenüber enthalten Salate wenige oder sogar überhaupt keine Kalorien. Dazwischen rangiert das Obst, das in Zukunft als Fitmacher einen festen Platz auf Ihrem Speisezettel einnehmen wird.

Kohlenhydrate machen nicht nur satt, sie enthalten auch noch Vitamine, Mineralstoffe und Ballaststoffe, die für Ihre Ernährung unentbehrlich sind. Sie sind besonders reichhaltig in Hülsenfrüchten und Gemüse enthalten. In Ihren Kochbüchern werden Sie viele interessante Gerichte damit finden. Die Variationsmöglichkeiten sind kaum zu überschauen. Lassen Sie Ihrer Phantasie freien Lauf. Sie werden überhaupt nicht bemerken, dass an einigen Tagen der Woche Fleisch nicht auf dem Tisch gestanden hat.

Betrachten Sie Gemüse fortan nicht mehr als Beilage, sondern als eigenständigen Bestandteil Ihrer Gerichte. Gemüseaufläufe brauchen überhaupt keinen sonstigen Begleiter. Machen Sie aus Ihrer Leidenschaft für Gemüse einen Kult. Natürlich bekommen Sie fast alles tiefgefroren im Supermarkt. Aber ist es nicht viel reizvoller, über den Markt zu schlendern und sich frisches Gemüse auszusuchen? Stellen Sie sich beim Einkauf bereits vor, was Sie daraus für Gerichte zaubern werden. Die unterschiedlichen Farben der Gemüse sorgen dafür, dass Sie nicht nur dem Gaumen, sondern auch dem Auge einen besonderen Genuss bereiten können.

Wenn Sie schon über den Markt spazieren: Entdecken Sie auch Ihre Liebe zur Kartoffel, die zu unrecht als Dickmacher verschrien ist. Sie besteht zu rund 75 Prozent aus Wasser. Dafür ist sie ein zuverlässiger Lieferant von Vitamin C, Kalium und Eiweiß. Probieren Sie unterschiedliche Sorten aus. Sie werden erstaunt sein über die Vielfalt des Angebots. Entscheiden Sie sich für eine Kartoffel, die Ihnen besonders mundet. Reihen Sie die Kartoffel als vollwertigen Bestandteil in Ihre Gemüseküche ein.

Ebenso wie Gemüse sollten Salate einen festen Platz auf Ihrem Speisezettel einnehmen. Damit liegen Sie im Trend. Viele der besonders beliebten Szene-Restaurants bestücken große Teile ihrer

Speisekarten mit Salaten. Lassen Sie während Ihres nächsten Besuchs bei Ihrem Gemüsehändler Ihre Phantasie spielen. Sie werden erstaunt sein, was man alles zu einem Salat zusammenmischen kann! Ein kleines Lammfilet, Streifen von Hühnerbrust, ein gebratenes Fischfilet oder gehobelter Parmesan, dekorativ darauf angerichtet, macht den Salat zum vollständigen und gut bekömmlichen Essen, bei dem Sie nichts vermissen werden.

Fisch statt Fleisch

Es war schon eine weise Idee unserer Vorfahren, aus religiösen Gründen an einem Tag in der Woche Fisch auf den Speiseplan zu setzen. Den Höhepunkt erreicht die rituelle Fischküche, wenn am Aschermittwoch in den Regionen mit überwiegend katholischer Bevölkerung die Fastenzeit mit einem mehr oder weniger festlich zelebrierten Fischessen eingeläutet wird. Denn Fisch ist ein besonders wertvolles Nahrungsmittel – eiweißreich, fettarm und leicht verdaulich. Außerdem ist er reich an Vitaminen, Mineralstoffen, Selen und Jod. Kein Wunder, dass aus der Fastenspeise von einst inzwischen längst ein Kult geworden ist. Fisch ist „in" und in zahlreichen Variationen in der modernen Küche zu Hause. Schnelle Transportmittel, gute Kühlmöglichkeiten und ausgefeilte Logistiksysteme machen es möglich, dass Fisch nicht nur an der Küste, sondern auch tief im Binnenland frisch und in bester Qualität zu erhalten ist.

Fisch ist ein idealer Begleiter der Gemüseküche, ebenso leicht und ebenso schnell zuzubereiten. Ein Pot-au-Feu von Süßwasserfischen, Seeteufel auf Ratatouille oder gedünsteter Kabeljau auf Fenchel – läuft Ihnen da nicht das Wasser im Mund zusammen?

Zum Schluss dann noch das heikle Thema Alkohol. Niemand erwartet, dass Sie ab sofort zum Abstinenzler werden. Ein Glas Bier oder ein Glas Wein zum Essen wird Ihnen niemand verwehren wollen. Allerdings sollten Sie harte Drinks vermeiden und Ihren Alkoholkonsum bewusst in Grenzen halten.

Wirklich, der Abschied von der fettreichen Kost der Vergangenheit bedeutet keine Einschränkung. Er bereichert eher Ihre Speisekarte. Selbst wenn Sie wenig Zeit haben und deshalb aus Bequemlichkeit oft nicht selbst kochen, sondern außer Haus essen, müssen Sie auf die moderne, leichte Küche nicht verzichten. Viele Restaurants haben den Trend der Zeit erkannt und bieten eine reichhaltige Auswahl davon auf ihrer Tageskarte. Und das meistens zu Preisen, die mit denen der ungesunden Gerichte durchaus mithalten können.

Noch ein paar Worte zur immer wieder als gesund hoch gelobten Mittelmeerküche. Dieses Lob erscheint auf den ersten Blick unverständlich, stehen doch viele Produkte auf der Speisekarte, die bei der gesunden Ernährung als verpönt gelten. Da ist einmal das weiße Brot – ob das Baguette der Franzosen, das Ciabatta der Italiener oder das Fladenbrot der Türken. Kartoffeln sind weitgehend unbekannt. Zudem fließt das wegen seines hohen Gehaltes an nur einfach ungesättigten Fettsäuren nicht besonders empfehlenswerte Olivenöl in Strömen. Auch gelten die Mittelmeer-Anrainer nicht gerade als abstinent. Wein gehört ganz einfach zu jedem Essen.

Der feine Unterschied liegt, wie immer bei der Ernährung, in der Mischung. Wir dürfen die Mittelmeerküche nicht mit den Sahnesaucen über der Pasta der „deutschen Italiener" vergleichen.

Sahne steht ebenso wie fettes Fleisch im Süden nicht auf dem Speiseplan. Die schon meist von Mai an kargen, verbrannten Felder sind keine gute Basis für Massentierzucht. Unsere wohlgenährten Milchkühe fänden im Süden wenig Nahrung. Denkt man an Schweine, dann eher an die schwarzen, wilden Tiere in den korsischen Bergen als an die rosafarbenen, in großen Mastbetrieben gezüchteten nordeuropäischen Artgenossen. Fleisch gibt es vornehmlich vom Schaf, das sich mühsam in dem kargen Gelände ernährt und kaum Chancen hat, Fett anzusetzen.

Dagegen ist das Meer als Nahrungslieferant von zentraler Bedeutung. Fisch, weit weniger fett als das Zuchtfleisch der Nordländer, ist der wichtigste Lieferant für tierisches Eiweiß. Zudem hat Gemüse – nicht wie in der Küche des Nordens meist bis zur Vitaminlosigkeit verkocht, sondern „al dente" gedünstet – seinen festen Platz bei so gut wie jedem Gericht. Und dann der Salat. Wenn Sie über Ihre Ferien an den Gestaden des Mittelmeeres nachdenken, können Sie sich an ein Essen ohne Salat erinnern? Bei derart gesunder Ernährung kann der Wein auf dem Tisch ruhig ein paar Kalorien enthalten. Aber auch da gibt es Unterschiede zu unseren Trinkgewohnheiten. Neben dem Wein steht auch immer Wasser auf dem Tisch.

Außerdem wird der Weinkrug nicht mehr nachgefüllt, wenn der Kaffee das Essen abgeschlossen hat.

Importieren Sie ein wenig Mittelmeerküche an Ihren Tisch – und um Ihre gesunde Ernährung brauchen Sie sich nicht mehr allzu viele Sorgen zu machen.

Kapitel 11

Essen – das kleine Fest im Alltag

Sie haben lange genug gehungert und sich auf das erste richtige Mahl nach der Diät gefreut. Sie haben vielleicht sogar von festlich gedeckten Tafeln und dem Duft eines verführerischen Menüs geträumt. Jetzt, nach dem Ende der Diät, können Sie sich diesen Traum erfüllen. Tun Sie es einfach!

Wie Sie Ihren Speiseplan neu gestaltet haben, so sollten Sie auch Ihre Essgewohnheiten diesem neuen Stil anpassen. Früher haben Sie schnell ein belegtes Sandwich oder eine Bratwurst beim Gehen auf der Straße verschlungen. Oder Sie haben sich am Autoschalter einen BigMac durchs Fenster hereinreichen lassen und ihn während der Fahrt verzehrt. Die Flecke auf dem Polster Ihres Wagens legen sichtbares Zeugnis für diese im wahrsten Sinne des Wortes Fastfood-Ernährung ab.

Tipp

Machen Sie Essen zu einem besonderen Ereignis – zu einem kleinen Fest.

Damit sollten Sie nun ein für alle Mal Schluss machen. Nehmen Sie sich Zeit für Ihr Essen – erinnern Sie sich daran, wie sehr Sie es während Ihrer Diät vermisst haben.

Also, decken Sie sich den Tisch, ein wenig mit dem Aufwand, als würden Sie Gäste erwarten: legen Sie Set oder Tischdecke auf, Serviette, Teller, Glas, Besteck. Stellen Sie ein paar Blumen auf den

Tisch. Am Abend sorgt eine Kerze für gemütliches Licht. Trennen Sie sich von dem zusammengewürfelten Geschirr und stellen Sie etwas auf den Tisch, was auch wirklich zusammenpasst. Das ist nicht eine Frage des Preises – einfaches, weißes Geschirr gibt's überall preiswert, oft sogar im Sonderangebot.

Und dann nehmen Sie sich Zeit. Schlingen Sie Ihr Essen nicht einfach herunter. Machen Sie aus jeder Mahlzeit ein kleines Fest oder wenigstens eine kleine Ruhepause im Alltagsstress. Wenn Sie in einer Partnerschaft leben, bietet das Essen die Gelegenheit, die Vorkommnisse des Tages zu besprechen. Jeder erzählt von seinem Job, von seinen Erfolgen und seinen Sorgen. Beim Essen werden gemeinsam Pläne geschmiedet und diskutiert.

Tipp

Sie können Sahne in der Sauce durch fettarme Dickmilch oder Sauerrahm ersetzen. Saucen kann man sehr gut andicken, wenn man mitgegartes Wurzelgemüse in der Bratenflüssigkeit püriert.

Dabei sollte es eine eiserne Regel geben: Der Fernseher bleibt aus. Sonst kommt bei dem Gespräch nicht viel heraus. Auch wird das Essen wie in alten Zeiten wieder zur puren Nahrungsaufnahme. Natürlich gibt es Ausnahmen von dieser selbstverordneten Fernsehabstinenz – eine besondere Sendung oder ein Länderspiel oder sonst etwas, was Sie nun wirklich nicht verpassen wollen. Doch das Essen vor laufendem Fernseher sollten Sie wirklich vermeiden.

Plant man die Mahlzeiten richtig, so sind Überschneidungen mit der Tagesschau oder der Sportschau am Wochenende ganz leicht zu vermeiden.

Als Single sollten Sie Ihre Mahlzeiten ebenso zelebrieren, sie aufwendig vorbereiten und für sich selbst den Tisch schön decken. Versuchen Sie auch allein, ohne die Flimmerkiste auszukommen. Vielleicht legen Sie die CD auf, die Sie besonders gern hören. Nutzen Sie die Zeit, um nachzudenken. Planen Sie beim Frühstück Ihren Tag, lassen Sie am Abend den zurückliegenden Tag noch einmal Revue passieren.

Denken Sie immer daran: Das Essen hat für Sie einen hohen Stellenwert! Wenn Sie diesen Grundsatz vernachlässigen, dann hören Sie auch bald wieder auf, sich über die Zusammensetzung Ihrer Mahlzeiten Gedanken zu machen. Das wäre der Anfang vom zielsicheren Weg hinein ins neue Übergewicht und damit automatisch zur nächsten Diät.

Übrigens: Wenn Sie Ihr Essen schon so kenntnisreich und bewusst vorbereiten und den Tisch liebevoll decken – gibt es nicht in Ihrer Firma, in der Nachbarschaft oder im selben Haus andere Singles, denen Sie mal den Vorschlag machen können: Ich hab genug für zwei. Wollen wir nicht zusammen essen? So ganz einfach, unkompliziert und unverbindlich. Etwa so, wie sich Kollegen in der Firma zum Mittagessen in der Kantine verabreden oder wie man sich in der Familie gemeinsam an den Tisch setzt.

Kapitel 12

Das Schlankheits-Management

Regeln zur gesunden Ernährung

- **Die Organisation des Essens**

1. Ich esse fünfmal am Tag.
2. Ich esse nur zu den vorher von mir festgelegten Zeiten.
   Ich versuche, unter allen Umständen auch im Job diese Zeiten einzuhalten.
3. Ich stelle mir einen Speiseplan für die Woche auf (siehe auch Einkaufsorganisation).
4. Zu Hause esse ich immer an dem von mir festgelegten Platz.
5. Vor dem Essen decke ich mir den Tisch.

- **Der Ablauf des Essens**

1. Ich konzentriere mich auf das Essen und erledige während des Essens keine anderen Dinge.
2. Der Fernseher ist während des Essens ausgeschaltet.
   Auch die Zeitung liegt nicht auf dem Esstisch.
3. Es steht immer Wasser auf dem Tisch.
4. Ich beginne das Essen mit einem großen Glas Wasser.
5. Vor jedem Hauptgericht esse ich einen Salat.
6. Ich konzentriere mich auf den Geschmack des Essens und genieße es in kleinen Bissen.

7. Nach jedem Bissen lege ich das Besteck ab.
8. Ich mache während des Essens kleine Pausen.
9. Diese Regeln gelten auch für die kleinen Mahlzeiten zwischendurch.

Trinken mit Verstand

1. Das Essen beginnt damit, dass ich in Ruhe ein großes Glas Wasser trinke.
2. Ich stille meinen Durst mit Wasser.
3. Steht auch Alkohol – Wein oder Bier – auf dem Tisch, trinke ich abwechselnd Wasser und den Alkohol. Das gilt auch für sonstige kalorienhaltige Getränke wie Cola oder Säfte.
4. Für Alkohol und Säfte benutze ich kleine Gläser.
5. Nach jedem Schluck stelle ich das Glas zurück auf den Tisch.
6. Ich trinke den Alkohol oder die Säfte in kleinen Schlucken und genieße den Geschmack.

Die Organisation des Einkaufs

1. Ich lasse mir Zeit fürs Einkaufen.
2. Ich kaufe stets nach einer Einkaufsliste ein.
3. Grundsätzlich lasse ich mich nicht durch Sonderangebote zu zusätzlichen Einkäufen verführen. Sollte ich ein Sonderangebot nutzen wollen, muss ich zuvor meinen Speiseplan ändern.
4. Ich lege mir keine für mehrere Tage reichenden Vorräte aus verderblichen Lebensmitteln an.
5. Ich sehe mir alle Artikel genau an, bevor ich sie in meinen Einkaufswagen lege und kontrolliere die Angaben über die Zusammensetzung sowie den Fettgehalt der Waren.

6. Auch bei Gemüse und Obst halte ich mich strikt an die auf der Einkaufsliste enthaltenen Mengen.
7. Wenn ich hungrig bin, kaufe ich nicht ein. Wenn möglich, lege ich meine Einkäufe auf die Zeit nach dem Essen.
8. Ich kaufe weder Snacks noch Süßigkeiten, es sei denn, es besteht dafür ein besonderer Anlass.

• Den Verführungen widerstehen

1. Ich räume sofort nach dem Essen den Tisch ab.
2. Ich lasse keine Essensreste herumstehen.
3. Ich benutze kleine Teller.
4. Ich hebe weder Lebensmittel noch Getränke sichtbar auf. Eine Ausnahme bildet Wasser, das leicht gekühlt immer greifbar ist.
5. Ich habe weder Snacks noch Süßigkeiten im Haus.
6. Wenn ich zwischen den von mir festgelegten Essenszeiten Hunger verspüre, lenke ich mich durch intensive Konzentration auf meine Arbeit oder einen Spaziergang ab. Wenn das alles nicht hilft, trinke ich genussvoll eine Tasse Kaffee oder brühe mir einen aromatischen Tee auf.
7. Wenn mich jemand ungeplant zum Essen einlädt, lehne ich ebenso höflich wie konsequent ab mit der Begründung: „Ich habe keinen Hunger."
8. Kekse und Plätzchen, die bei Besprechungen auf dem Tisch stehen, rühre ich grundsätzlich nicht an. Ich weiß, wenn ich auch nur einen Keks esse, ist es vorbei mit den guten Vorsätzen.
9. Ich trinke weder alkoholische noch alkohol- oder zuckerhaltige Getränke wie Cola, Bitter-Lemon und Co.

Wenn Sie noch mehr tun wollen

1. Ich lasse hin und wieder mal mein Auto stehen, gehe zu Fuß zur nächsten Haltestelle und fahre mit Bus oder Bahn zum Job.
2. Bei schönem Wetter nehme ich das Fahrrad und fahre wenigstens ein Stück bis zum Job.
3. An zwei bis drei Abenden in der Woche wird Sport betrieben. Ich melde mich im Club oder im Fitness-Center an und finde keine Ausreden, diesen Termin nicht einzuhalten.
4. An den übrigen Abenden mache ich vor dem Schlafengehen einen Spaziergang von wenigstens einer Viertelstunde.

Kapitel 13

Satt oder hungrig – der Umgang mit Kohlenhydraten

Die Reste der Gans stehen noch auf dem festlich gedeckten Tisch, dazu noch eine Schüssel voller Rotkraut, selbst einige leckere Knödel sind noch übrig geblieben – alle sind satt, niemand kann auch nur noch einen Bissen herunterbringen. Wir fühlen uns zum Platzen gefüllt.

Richtig, der Magen ist nicht nur gefüllt, sondern extrem gedehnt. Unser Gehirn signalisiert uns: satt. Nichts geht mehr. Wir befolgen den Hinweis unseres Körpers und beenden die Mahlzeit.

Mit unserer Gans haben wir ein Extrembeispiel gewählt. Wenn wir jeden Tag mit einem derartig opulenten Festmahl begehen und so lange essen würden, bis wir uns wirklich satt fühlen und dabei sind, vom Stuhl zu fallen, werden wir bald kugelrund sein und kurzatmig durch die Gegend watscheln.

Für die tägliche Ernährung müssen wir darauf Wert legen, denselben Effekt der Sättigung mit einer einfacheren, vor allem weniger fetthaltigen Ernährung zu erreichen. Dabei schneiden alle fetthaltigen Nahrungsmittel schlecht ab. Sie selbst haben sicher schon die Erfahrung gemacht, dass eine Currywurst noch lange nicht satt macht. Ihr Volumen reicht einfach nicht aus, um den Magen zu füllen oder sogar auszudehnen. Das ist denn auch der Grund, warum der Mann im Schnellimbiss uns zu der Currywurst noch eine Portion Pommes frites anbietet oder wenigstens ein Brötchen auf den Pappteller legt. Wie problematisch gerade diese Kombination ist, wissen Sie inzwischen. Doch der gute Mann wollte Ihnen einen Gefallen tun, zur Füllung Ihres Magens beitragen und damit das Gefühl geben, dass Sie satt sind.

Wesentlich günstiger für Ihre Ernährung wäre es gewesen, Sie hätten statt der fetten Wurst und der schnell ins Blut übergehenden Kohlenhydrate ein sehr ballasthaltiges Mahl genossen. Ein großer Salat und ein Gemüseauflauf hätten mit weit weniger Kalorien Ihren Magen viel besser gefüllt und Ihnen das angenehme Gefühl der Sättigung vermittelt, auf das Sie nach dem Genuss der Currywurst vergeblich gewarten haben.

Hier gilt der Grundsatz: Kohlenhydrate sättigen besser als fetthaltige Nahrungsmittel. Der einfache Grund dafür liegt in der größeren Dichte der Kalorien in fetthaltigen Nahrungsmitteln. Die in unserem Beispiel genannte Currywurst enthält ungefähr so viele Kalorien wie ein ganzes Pfund gekochter Reis oder fünf Pfund Tomaten.

Tipp

Lenken Sie sich ab. Während der Diät sollten Sie viel an der frischen Luft sein. Rad fahren, Schwimmen und Laufen macht Sie fitter. Sie fühlen sich wohl.

Wenn der Hunger Sie wieder überkommt, denken Sie an dieses Beispiel, bevor Sie die nächste Würstchenbude ansteuern. Vielleicht ist doch ein Gemüsehändler in der Nähe. Auch ein Bäcker kann Ihnen helfen. Doch wählen Sie statt des mit Salami belegten Baguettes ein Vollkornbrot mit Ei. Sie werden sich danach satter fühlen als nach dem Besuch eines Imbissstandes.

Doch der Eindruck der Sättigung ist nur das eine. Mindestens ebenso wichtig, wenn nicht sogar entscheidend für die gesunde Ernährung, ist das langfristige Gefühl des Gesättigtseins. Dabei ist es unwesentlich, ob der Magen gefüllt ist oder war. Ihr Empfinden wird vielmehr durch den Prozess des Stoffwechsels gesteuert und stellt sich darauf ein.

Voraussetzung für das Gefühl des Gesättigtseins ist ein möglichst gleichbleibender Blutzuckerspiegel. Sie kennen das aus dem täglichen Leben: Gegen Mittag und dann wieder am Abend, kurz vor der klassischen englischen Teatime, meldet sich Ihr Magen zu Wort. Sie empfinden Hunger, gepaart mit Mattigkeit und Nachlassen der Konzentrationsfähigkeit. Ernährungsphysiologisch lässt sich das leicht erklären: Der durch die Nahrungsaufnahme am Morgen und am Mittag aufgebaute Blutzuckerspiegel hat sich wieder abgebaut und Ihr Körper verlangt nach einem neuen Blutzuckerschub. Die Lösung: Sie essen und alles ist wieder im Lot.

Tipp

Verzichten Sie möglichst auf Kaffee. Er steigert den Appetit.

Doch das sollten Sie mit Verstand tun. Sie haben es in der Hand, dafür zu sorgen, dass eine Mahlzeit Ihnen über mehrere Stunden das Gefühl des Sattseins vermittelt oder ob Sie schon bald wieder Hunger haben. Sie haben das bereits am eigenen Leib erfahren können. Das Stück Toastbrot, das Sie zum Frühstück mit Marmelade gegessen haben, hat nicht allzu lange vorgehalten. Ein andermal war nur noch ein Stück Vollkornbrot im Brotkasten. Mit Marmelade war es vielleicht nicht so ein Genuss wie das frische Toastbrot – doch vorgehalten hat es wesentlich länger. Dabei haben beide Brote praktisch denselben Kaloriengehalt.

Des Rätsels Lösung: Das aus raffiniertem Mehl hergestellte Toastbrot enthält wenig von den für die Verdauung so förderlichen Ballaststoffen. Es liefert ernährungsphysiologisch gesehen nicht mehr als Energie in Form von sehr schnell ins Blut übergehender Glukose. Schlagartig steigt der Blutzuckerspiegel an.

Der Körper reagiert darauf wie auf alle plötzlichen Zustandsveränderungen, die er zu vermeiden sucht. In diesem Fall verfährt er nach dem Eichhörnchen-Prinzip und versucht, das offensichtlich in diesem Umfang für den Erhalt aller notwendigen Funktionen nicht notwendige Glukoseangebot für schlechtere Zeiten zu speichern. Die Bauchspeicheldrüse sondert Insulin ab, das in der Lage ist, Glukose in den Fettzellen einzulagern.

Tipp

Träufeln Sie Zitronensaft auf Fisch und Fleisch. Er hilft dem Magen bei der Verdauung.

Die Folge: Das überhöhte Blutzuckerangebot wird schnell wieder abgebaut und in den Fettzellen eingelagert. Auf unsere Hüften legen sich wieder ein paar Gramm, während wir trotzdem nach kurzer Zeit schon wieder Hunger verspüren.

Bei dem Frühstück mit dem Vollkornbrot hat sich ernährungsphysiologisch etwas ganz anderes abgespielt. Der Körper hat es sehr viel schwerer, aus dem ballaststoffhaltigen Vollkornbrot die Stärkeanteile herauszulösen. Es dauert erheblich länger, bis der Blutzuckerspiegel ansteigt. Auch wird er nicht annähernd die Ausschläge machen wie bei ballaststoffarmen oder sogar ballaststofflosen Lebensmitteln. Der Körper reagiert auf den langsamen Anstieg des Blutzuckerspiegels wesentlich zurückhaltender und sondert kein zusätzliches Insulin ab. Denn aus seiner Sicht ist die leichte, wenn auch länger anhaltende Erhöhung des Blutzuckerspiegels kein Grund zur Aufregung. Der Überschuss reicht nicht aus, davon einen Teil für die Zukunftsvorsorge abzuzweigen. Durch die Wahl des richtigen Nahrungsmittels haben Sie Ihren Körper überlistet und fühlen sich länger satt.

Sicher verstehen Sie nun auch, warum der mit Heißhunger verzehrte BigMac so verheerende Folgen für Ihre Figur hat. Das fette Hackfleisch wandert direkt nach dem Essen in Ihre Fettzellen, der Schuss Mayonnaise legt sich drüber und zu allem Übel kommt das weiche Brötchen durch den direkt nach dem Genuss ausgelösten Insulinschub noch obendrauf. Und trotz dieser Kalorienbombe haben Sie kurz danach wieder Hunger.

Tipp

Würzen Sie Ihr Essen mit vielen Kräutern. Sie erhöhen das Sättigungsgefühl und kurbeln den Stoffwechsel an. Aber sparen Sie beim Salz.

Für Ihr Programm der gesunden Ernährung sollten Sie sich darauf einstellen, neben den Fetten auch die einfachen, leicht zu verdauenden, die sogenannten „schlechten" Kohlenhydrate auf die Verbotsliste zu setzen. Das umfasst alle einfachen Zuckerprodukte, einschließlich solcher Delikatessen wie Honig, Ahornsirup, Eiscreme, Couscous, Pizza, Cornflakes und natürlich alle gezuckerten Getränke wie Limonaden und Cola.

Dagegen gibt es dann ein breites Spektrum sogenannter „guter" Kohlenhydrate wie frisches Obst, Vollkornbrot und Hülsenfrüchte. Sie erhalten viele Ballaststoffe und werden vom Körper nur langsam in Zucker umgesetzt, ohne gravierende Insulinschübe auszulösen. Ernährungswissenschaftler haben noch eine dritte Gruppe sogenannter „sehr guter Kohlenhydrate“ mit einem besonders hohen Anteil von Ballaststoffen herausgefunden, die sich besonders für die schlankheitsorientierte Ernährung anbieten. Sie werden erstaunt sein, welche Spezialitäten sich darunter befinden. Einige Beispiele: Artischocken, Palmherzen, Sellerie, Auberginen, Zucchini, Brokkoli, Blumenkohl, Champignons, Lauch, Paprika, Spinat, Gurken und Tomaten sowie grüner Salat.

Nicht nur die gesunde, fettarme Ernährung – auch der richtige Umgang mit Kohlenhydraten muss also keine Einschränkung Ihrer Küche bedeuten. Wir dürfen Ihnen versichern: Den Verzicht auf die ungesunden Kohlenhydrate werden Sie nach kurzer Zeit überhaupt nicht mehr bemerken. Seien Sie also konsequent und nutzen Sie die Chance, mit Ihrem ernährungsphysiologischen Wissen schlank und gesund zu leben.

Kapitel 14

Ernährungsgrundlagen

Alles, was wir zum Leben brauchen, lässt sich im Prinzip chemisch betrachtet auf nicht mehr als sechs verschiedene Arten von Nährstoffen reduzieren:

Eiweiß
Kohlenhydrate
Fett
Vitamine
Mineralstoffe und Spurenelemente
Wasser

Davon werden Eiweiß, Kohlenhydrate und Fett benötigt, um die zum Leben notwendige Energie zu liefern. Mit Geschmack oder mit Lust am Essen hat das nichts zu tun, sondern ausschließlich mit Physik. Die Maßeinheiten für diese Energie heißen Kalorien oder Joule (1 kcal = 4,182 kJ, 1 kJ = 0,239 kcal) und sind naturwissenschaftlich genau definiert. 1.000 Kalorien (1 kcal) ist die Menge an Energie, die gebraucht wird, um einen Liter Wasser von 14,5° Celsius auf 15,5° Celsius zu erwärmen.

Unser Körper ist so eingerichtet, dass er nichts verkommen lässt und für schlechte Zeiten vorsorgt. Was er von den Nahrungsmitteln nicht direkt verbraucht, wird in den körpereigenen Energiespeichern unter anderem als Körperfett gespeichert und bei Bedarf wieder abgegeben. Dagegen wirken Wasser und die nicht in Energie umzuwandelnden, in den Nahrungsmitteln enthaltenen Ballaststoffe als Funktionsstoffe, die notwendig sind, um die Verdauung und damit den Stoffwechselprozess in Gang zu setzen. Vitamine, die ebenfalls nicht zur Energieversorgung beitragen, benötigt der Körper zur Steuerung zahlreicher Prozesse. Das gleiche gilt für Mineralstoffe und Spurenelemente, die allerdings im Gegensatz zu den Vitaminen keine organischen Stoffe, sondern anorganisch sind.

Eiweiß oder Protein

Der Name „Protein", der für Eiweiß steht, sagt es schon. Der Begriff kommt aus dem Griechischen und bedeutet „der Erste". Eiweiß ist der wichtigste Stoff – nicht nur für den Menschen. Ohne Eiweiß gibt es kein Leben. Eiweiß ist das Grundgerüst jeder Zelle aller Lebewesen. Unser gesamter Organismus besteht hauptsächlich aus Eiweiß, ob Muskeln oder Knochen, ob Haut oder Sehnen, unsere Organe, Hormone, Enzyme oder Abwehrkörper.

Tipp

Pro Kilogramm Körpergewicht sollten circa 0,9 Gramm Eiweiß am Tag aufgenommen werden. Sportler brauchen fast doppelt so viel.

Rein chemisch besteht Eiweiß aus einer unendlichen Vielfalt von Verbindungen der 22 Aminosäuren. Wir unterscheiden so genannte „nicht essentielle" Aminosäuren, die der Mensch im Stoffwechsel selbst erzeugen kann, sowie acht so genannte „essentielle" Aminosäuren. Letztere sind lebensnotwendig und müssen daher mit der Nahrung aufgenommen werden. Da das Körpereiweiß nur sehr begrenzt gespeichert werden kann, muss es in regelmäßigen Abständen, möglichst täglich, mit der Nahrung aufgenommen werden. Ist das nicht der Fall, baut der Körper das zum Leben benötigte Eiweiß zuerst an weniger existenziellen Bereichen wie den Muskeln ab. Bei Eiweißmangel geht somit Körpersubstanz verloren. Unsere Leistungsfähigkeit sinkt spürbar. Wieviel Eiweiß der Körper braucht, hängt vornehmlich vom Alter und der körperlichen Beanspruchung ab.

Die lebensnotwendigen essentiellen Aminosäuren finden wir vor allem in tierischem Eiweiß. Dennoch ist es ohne gesundheitliche Schäden möglich, den Eiweißbedarf auch ausschließlich über rein pflanzliche Nahrung zu decken. Ernährungstechnisch ist jedoch eine Kombination von tierischen und pflanzlichen Aminosäuren besonders wirksam, da sich beide wirkungsvoll ergänzen.

Das wird bei der Bestimmung der biologischen Wertigkeit von Nahrungsmitteln deutlich – einem Wert, der angibt, wie viel körpereigenes Eiweiß durch 100 Gramm des Nahrungsmitteleiweißes aufgebaut werden kann. Kartoffeln, mit der Kennzahl 99 beinahe an der Spitze der biologischen Werthaltigkeitsskala, und Eier (biologische Werthaltigkeit 100) bringen es gemeinsam auf einen Wert von 136. Bratkartoffeln mit Spiegelei sind, wie diese Betrachtung zeigt, hervorragende Eiweißlieferanten für unseren Körper.

Als Minimum für den täglichen Bedarf gelten 0,9 Gramm Eiweiß je Kilogramm Körpergewicht. Besonders reichhaltige und deshalb empfehlenswerte Eiweißlieferanten sind Milch und Milchprodukte, Eier, Fleisch, Fisch und Soja-Käse (Tofu). Im Interesse einer ausgewogenen Ernährung sollten wir den fettarmen Sorten dieser Nahrungsmittel den Vorzug geben.

Kohlenhydrate

Photosynthese heißt der Prozess, in dem Pflanzen mit Hilfe des Sonnenlichts aus Kohlendioxyd und Wasser die Kohlenhydrate herstellen, die später auf unserem Teller landen. Chemisch gesehen gibt es eine Vielzahl unterschiedlicher Kohlenhydrate, die sich allerdings auf wenige Grundbausteine zurückführen lassen. Zu den wichtigsten der sogenannten „Einfachzucker" zählen Traubenzucker (Glukose) und Fruchtzucker (Fruktose). Sie bilden die Basis für immer komplexer werdende Verbindungen. Während die einfachen von ihnen durch ihren süßen Geschmack noch ihre Herkunft deutlich schmecken lassen, verliert sich die Süße mit zunehmender Bausteinzahl immer mehr.

Sehr komplexe Kohlenhydrat-Gebilde wie Zellulose sind für den Menschen nicht mehr verdaubar. Dennoch sind diese komplexen Kohlenhydrate als Ballaststoffe wertvoll. Sie sorgen für eine gute Verdauung. Außerdem, das ist für Übergewichtige besonders wichtig, schaffen sie ein Gefühl der Sättigung, ohne dick zu machen. Die kürzeren Kohlenstoffverbindungen werden durch die Verdauungsenzyme in ihre kleinsten Bestandteile zerlegt und können so durch die Darmwände ins Blut gelangen. Glukose ist der wichtigste im Blut zirkulierende Zucker.

Er kann von den meisten Organen zur Energiegewinnung verbrannt werden. Der Körper ist außerdem in der Lage, Glukose aus Fett und Aminosäuren (Eiweiß) selbst herzustellen.

Das sichert dem Menschen über lange Hungerstrecken ein Überleben und den Erhalt der Gehirnfunktionen. Im Sprachgebrauch gelten Kohlenhydrate oft als „Dickmacher“ – und das zu Unrecht. Mit 4,1 kcal pro Gramm enthalten sie nicht einmal halb so viel Energie wie Fett (9,3 kcal) und schneiden auch gegenüber Alkohol (7,1 kcal) deutlich besser ab.

Die Bedeutung der Kohlenhydrate, aus denen mehr als die Hälfte unserer Nahrung bestehen sollte, liegt in ihrer Eigenschaft als Träger wichtiger Nahrungsbestandteile wie Vitamine, Mineralstoffe, Spurenelemente und Ballaststoffe. Das trifft vor allem für Vollkorngetreide wie Weizen, Roggen, Hafer, Hirse und Reis zu, aber ebenso für Hülsenfrüchte, Mais, Soja, Gemüse, Obst und die Kartoffel.

Tipp

Das Spurenelement Chrom (Vollkornprodukte) wirkt gut auf die Fettverbrennung.

Auch sie, der Deutschen Lieblingsbeilage, steht völlig zu Unrecht in dem Ruf, sich auf die Hüften zu legen. Kartoffeln bestehen zu drei Vierteln aus Wasser und sind sehr effektive Lieferanten von Vitamin C und dem Mineralstoff Kalium. Sie regen – wie die Skala der biologischen Wirksamkeit gezeigt hat – den Körper zur lebenserhaltenden Produktion von Eiweiß an.

Ihren schlechten Ruf haben die runden Erdäpfel denn wohl mehr der sie umgebenden Sauce oder dem oft daneben liegenden krossen Schweinebraten zu verdanken.

Für das, was das im Braten enthaltene Fett anrichtet, ein Thema, über das wir an anderer Stelle dieses Buches bereits sehr viel geschrieben haben, kann die Kartoffel absolut nicht verantwortlich gemacht werden.

Vitamine

Vitamine sind kleinste organische Substanzen, die der Körper nicht selbst herstellen kann, die ihm aber täglich zugeführt werden müssen. Sie übernehmen zahlreiche Funktionen, unter anderem greifen sie in den Stoffwechsel ein und lenken oder beschleunigen biochemische Reaktionen.

Tipp

Legen Sie einmal in der Woche einen Obsttag ein.

Die weitaus größte Anzahl der Vitamine ist wasserlöslich und gelangt durch die Darmwände direkt ins Blut. Die fettlöslichen Vitamine sind schwieriger zu verdauen und können nur über fett- oder gallensäurehaltige Verdauungssäfte in die Darmwand eindringen. Von dort gelangen sie durch die Lymphbahnen ins Blut, wobei sie als Transportvehikel Eiweiß benutzen.

Allerdings haben sie den Vorteil, dass der Körper sie speichern kann. Dem gegenüber werden die nicht genutzten wasserlöslichen Vitamine, z.B. Vitamin C sowie die Vitamine des umfangreichen B-Komplexes ausgeschieden, sie müssen dem Körper täglich mit der Nahrung neu zugeführt werden.

Der Vitaminbedarf hängt wesentlich vom Alter, den körperlichen Beanspruchungen und von Umweltbedingungen ab. Ungenügende Vitaminversorgung führt zu schweren Mangelerscheinungen und kann tödlich enden. Das bekannteste Beispiel ist Skorbut. Unter dieser Mangelkrankheit litten die Seeleute in der Zeit der Segelschifffahrt, wenn sie viele Monate ohne Vitamin C auskommen mussten. Die Mehrzahl der Vitamine ist sehr empfindlich gegen die

Einwirkung von Licht, Sauerstoff, Hitze oder auch Kälte. Deshalb sollte täglich eine Rohkostmahlzeit auf dem Tisch stehen – wie es beispielsweise für die Bewohner der Mittelmeerländer selbstverständlich ist. Wer sich diese Regel nicht zu Herzen nimmt, wer sich ausschließlich durch tägliches Kantinenessen ernährt und oft von Fertigprodukten lebt, wird längerfristig wahrscheinlich mit ernsthaften Mangelerscheinungen konfrontiert.

Das für die Bildung von Haut und Haaren, das Wachstum und den Erhalt von Knochen- und Zähnen, für die Netzhaut des Auges sowie die Fortpflanzung wichtige Vitamin A kommt in Milchprodukten, Gemüse und Salat vor. Zu empfehlen ist außerdem einmal in der Woche Leber. Das für Kinder und Heranwachsende unentbehrliche Wachstums-Vitamin D kann der Körper unter Sonneneinwirkung selbst bilden. Es kommt zudem in Lachs, Hering, Eigelb, Butter und Pilzen vor. Wichtig ist jedoch vor allem ein möglichst häufiger Aufenthalt in der Sonne.

Tipp

Nehmen Sie viel Vitamin C, es begünstigt die Eisenaufnahme im Darm.

Vitamin E, unter anderem für die Bildung der roten Blutkörperchen notwendig, ist in Getreide, Samen und Nüssen sowie den daraus hergestellten Ölen enthalten. Das Vitamin K, ein wichtiger Faktor bei der Blutgerinnung und dem Knochenstoffwechsel, kann teilweise von Bakterien im Darm vom Körper selbst hergestellt werden. Es ist in grünen Blättern und Gemüse wie Spinat, Grünkohl, Broccoli und Feldsalat enthalten. Auf eine ausreichende Versorgung mit Vitaminen ist besonders zu achten, wenn die Darmflora durch die Behandlung mit Antibiotika geschwächt ist.

Vitamin C ist als das bekannteste aller Vitamine unter anderem für die Bildung von Hormonen sowie das Knochen- und Zahnwachstum verantwortlich. Sein Fehlen verursacht im günstigsten Fall Zahnfleischbluten und führt am Ende zu Skorbut und Muskelschwund. Es ist zum Beispiel in Zitrusfrüchten, Paprikaschoten, Broccoli, Kartoffeln, Petersilie, schwarzen Johannisbeeren und Kiwifrüchten enthalten. Vitamin C ist allerdings sehr empfindlich. Deshalb sollten Früchte und Obst frisch gegessen, Gemüse nur „al dente" gegart und Kartoffeln wegen des hohen, direkt unter der Schale sitzenden Vitamins C-Anteils möglichst oft als Pellkartoffeln auf den Tisch gebracht werden.

Der gesamte Komplex des Vitamin B ist unter anderem für die unterschiedlichsten Bereiche des Stoffwechsels und die Energieversorgung notwendig. Einzelne Vitamine dieser Gruppe werden auch für die Bildung der roten Blutkörperchen, das Sehen, die Heilung der Haut sowie die Bildung bestimmter Hormone und des Cholesterins benötigt. Bei einer vollwertigen Ernährung mit viel Gemüse, Salaten, Milch und Milchprodukten, wie wir sie ausführlich in diesem Buch beschreiben, sind alle Voraussetzungen für eine ausreichende Versorgung mit den verschiedenen Vitaminen dieser Gruppe gegeben.

Mineralstoffe und Spurenelemente

Neben den organischen Vitaminen braucht der Körper zur Steuerung zahlreicher Prozesse auch anorganische Stoffe, die in der Natur vorkommen. Er kann sie nicht selber bilden, sondern muss sie mit den Nahrungsmitteln aufnehmen. Anders als die organischen Vitamine werden die anorganischen Substanzen nicht verbraucht. Der Körper nutzt sie und scheidet sie anschließend vollständig wieder aus. Das gilt für die gesamte Gruppe der lebensnotwendigen Mineralstoffe, von denen diejenigen Spurenelemente genannt werden, die nur in verschwindend kleinen Mengen gebraucht werden. Im Körper zerfallen die anorganischen Stoffe im Wasser und in den anderen Körperflüssigkeiten in ihre atomaren Bestandteile und agieren als positiv oder negativ geladene Teilchen.

Mineralstoffe sind im Körper unter anderem an Enzymreaktionen beteiligt, an der Erregbarkeit von Muskeln und Nerven, an Hirnfunktionen, an der Flüssigkeitsbalance und am Aufbau und Erhalt der Knochen und Zähne. Die wichtigsten Mineralstoffe sind Calcium, Chlor, Kalium, Magnesium, Natrium und Schwefel. Als Spurenelemente kommen Chrom, Eisen, Jod, Kupfer, Mangan, Molybdän, Nickel, Selen und Zink hinzu. Ihr Fehlen kann Mangelerscheinungen und ernsthafte Erkrankungen auslösen.

Tipp

Kaufen Sie keine Fertigprodukte, sondern essen Sie unverarbeitete Lebensmittel, die einen höheren Nährwert haben.

Die Mineralstoffe sind bei normaler Ernährung in ausreichender Menge in den Nahrungsmitteln enthalten. Insgesamt entspricht der tägliche Bedarf nicht mehr als einem Zehntel eines Teelöffels. Zu beachten ist allerdings, dass Mineralstoffe auch durch den Schweiß ausgeschieden werden. Deshalb steigt bei Hitze und großen Belastungen der Bedarf deutlich an.

Aber auch dafür müsste die in diesem Buch von uns empfohlene vollwertige Ernährung absolut ausreichen.

Kapitel 15

Tipps für die vollwertige Ernährung

Die zehn goldenen Ratschläge der Deutschen Gesellschaft für Ernährung

1. Vielseitig, aber nicht zu viel
2. Weniger fettreiche Lebensmittel
3. Würzig, aber nicht salzig
4. Weniger Süßes
5. Mehr Vollkornprodukte
6. Reichlich Gemüse, Kartoffeln und Obst
7. Weniger tierisches Eiweiß
8. Trinken von Alkohol mit Verstand
9. Öfter kleine Mahlzeiten
10. Schmackhaft und nährwertschonend zubereitet

Die neun Empfehlungen nach der Gießener Konzeption zur Vollwert-Ernährung

1. Getreide und Getreideprodukte aus Vollkorn bevorzugen und Nicht-Vollkornprodukte, das heißt Produkte aus Auszugsmehlen oder nur teilweise ausgemahlenen Mehlen, nur selten verwenden
2. Gemüse und Obst reichlich verzehren, einen großen Teil davon als unerhitzte Frischkost
3. Kartoffeln und Hülsenfrüchte in den Speiseplan einbeziehen

4. Die Gesamtfettaufnahme einschränken und qualitativ hochwertige Fette und Öle verwenden, beispielsweise kaltgepresste, nicht raffinierte Speiseöle, Butter oder ungehärtete Pflanzenmargarinen mit hohem Anteil von Kaltpressöl

5. Vorzugsmilch, pasteurisierte Vollmilch oder Milchprodukte ohne Zutaten bevorzugen

6. Fleisch, Fisch und Eier, wenn überhaupt, nur gelegentlich verwenden

7. Ungechlortes Trinkwasser, kontrolliertes Quellwasser, natürliches Mineralwasser oder ungesüßte Kräuter- und Früchtetees zum Durstlöschen bevorzugen

8. Gewürze und Kräuter reichlich zur Geschmacksverfeinerung verwenden, Salz dagegen – als jodiertes Salz – sparsam einsetzen

9. Zum Süßen frisches, süßes Obst, nicht wärmegeschädigten Honig oder ungeschwefeltes, eingeweichtes Trockenobst oder Ähnliches (jeweils nur in geringen Mengen und nicht in konzentrierter Form) bevorzugen, dagegen isolierte Zucker und Süßstoffe sowie damit hergestellte Produkte meiden

Nach K. v. Koerber und C. Leitzmann
„Die Neugefasste Gießener Konzeption der Vollwert-Ernährung"
Institut für Ernährungswirtschaft, Universität Gießen
im Internet: www.uni-giessen.de/~gj1006/vwe_voll.htm

Kapitel 16

Gesunde Ernährung – geringeres Krebsrisiko

„An apple a day keeps the doctor away." Diese englische Spruchweisheit gilt auch für die Krebsvorsorge. Zwar reicht der eine Apfel am Tag als Basis für eine vorbeugende Ernährung nicht aus. Doch eine insgesamt obst- und gemüsereiche Ernährung senkt nachweislich die Gefahr, an einem Krebsleiden zu erkranken. In einer großangelegten Studie kommen die renommierten Krebsforschungsgesellschaften „World Cancer Research Fund" und „American Institute for Cancer Research" zu dem Ergebnis, dass die Zahl der Krebserkrankungen durch bewusste Ernährung und durch Bewegung um 30 bis 40 Prozent reduziert werden können. Sie haben errechnet, dass weltweit drei bis vier Millionen Krebserkrankungen, in Deutschland 97.000 bis 132.000, allein durch richtige Ernährung vermieden werden könnten.

Dabei ist nach dem aktuellen Stand der Wissenschaft die Aufnahme krebsverursachender Stoffe nicht unbedingt ausschlaggebend. Ob eine Krankheit zum Ausbruch kommt, hängt vor allem davon ab, ob der Körper in der Lage ist, die Angriffe der sogenannten Freien Radikale abzuwehren. Lebensstil und Ernährung spielen deshalb in der Krebsvorsorge eine entscheidende Rolle. Das „Deutsche Institut für Ernährungsforschung Potsdam-Rehbrücke" untermauert das wissenschaftlich: „Nach den derzeit vorliegenden wissenschaftlichen Befunden kommt bei der Beeinflussung des Erkrankungsrisikos für Krebs und andere chronische Erkrankungen eher der Nahrungsmittelauswahl, der Zubereitung und der Menge eine tragende Bedeutung zu. Dabei ist es vorstellbar, dass sich die mit den einzelnen Nahrungsbestandteilen assoziierten Effekte addieren und somit das Krebsrisiko bestimmen." Am wirkungsvollsten können durch gesunde Ernährung die sehr verbreiteten Krebserkrankungen von Dickdarm und Magen verhindert werden. Auch bei Brustkrebs ist gesunde Ernährung eine wichtige Vorbeugemaßnahme. Weitere Organe, bei denen das Risiko einer Krebserkrankung durch geeignete Ernährung deutlich verringert werden kann, sind Niere, Bauchspeicheldrüse, Mundhöhle, Kehlkopf, Prostata und Lunge. Wie notwendig und wichtig die Krebsvorsorge gerade in Deutschland ist, zeigt der internationale Vergleich. Dabei rangiert die Krebssterblichkeitsquote in Deutschland leider in den meisten Fällen im mittleren bis oberen Drittel.

Tipp

Trinken Sie mindestens zwei bis drei Liter Mineralwasser am Tag. Auch grüner Tee eignet sich sehr gut zum Entschlacken.

Ernährungsbewusste Krebsvorsorge beginnt mit dem Vermeiden unnötiger Risiken. Dazu gehört Übergewicht. Bereits ein Body-Mass-Index von über 25 gilt als kritisch. Verantwortlich dafür ist vor allem der hohe Insulinspiegel sowie eine niedrige Konzentration von Globulin im Blut, das die Sexualhormone bindet. Gleichzeitig kommt es bei Übergewicht zu einer erhöhten Produktion des weiblichen Sexualhormons Östrogen. Auch Alkohol wirkt krebsfördernd. Ebenso gilt fettes Fleisch als kritisch. Dafür gibt es mehrere Gründe, die allerdings noch nicht bis ins letzte Detail erforscht sind. Krebsfördernd scheint die mit dem Fleischverzehr verbundene übermäßige Aufnahme von Eisen zu sein, das zur Bildung von Sauerstoffradikalen führt. Entscheidend ist zudem die Zubereitungsart. Beim Braten, Grillen oder Frittieren von Fleisch entstehen durch die starke Erhitzung heterozyklische Amine und polyzyklische Kohlenwasserstoffe. Beide Stoffe können nach neusten Erkenntnissen krebserregend wirken.

Reichlich Obst und Gemüse

Pflanzliche Nahrungsmittel sind der beste Schutz vor Krebs. Vor allem Gemüse und Obst enthalten viele bioaktive Komponenten, die vor der Entwicklung von Krebs in verschiedenen Organen schützen können. Allerdings gibt es bisher keinen Beweis dafür, dass bestimmte Gemüsesorten wie Broccoli oder Zwiebeln eine besondere Wirkung haben. Entscheidend ist vielmehr die Summe der Inhaltsstoffe, die in Gemüse und Obst enthalten sind. Vielen von ihnen werden krebshemmende Wirkungen zugesprochen. Das gilt vor allem für Vitamine, Mineralstoffe und Ballaststoffe. Sie sind in der Lage, Freie Radikale abzufangen und die Entwicklung der Zellen positiv zu beeinflussen. Besonders Vitamin C, Vitamin E und Beta-Carotin, eine Vorstufe des Vitamin A, haben nach bisher vorliegenden wissenschaftlichen Erkenntnissen die Fähigkeit, den Körper vor den Radikale zu schützen.

Auf Grund dieser Erkenntnisse hat die „Deutsche Gesellschaft für Ernährung" ihre 1991 aufgestellten Ernährungsempfehlungen Anfang 2000 korrigiert und die Mindestmengen für den täglichen Bedarf wesentlich heraufgesetzt. Danach gehören zur gesunden Ernährung täglich 15 Milligramm Vitamin E und vier Milligramm Beta-Carotin. Am wichtigsten ist eine ausreichende Versorgung des Körpers mit Vitamin C. Es sollten täglich mindestens 100 Milligramm sein – bei Rauchern wegen des erhöhten Krebsrisikos sogar

150 Milligramm. Der eine Apfel am Tag deckt diesen Bedarf natürlich längst nicht. Wissenschaftler empfehlen als Faustregel täglich fünf kleine Portionen – zwischendurch für den kleinen Hunger mal einen Apfel, einen kleinen Salat oder ein Glas Orangensaft und zu den Mahlzeiten üppige Gemüsebeilagen.

Kritisch beurteilen Krebsforscher so genannte Nahrungsergänzungsstoffe, die einzelne Substanzen in sehr hohen Dosen enthalten. Bei Versuchen wurde festgestellt, dass als krebshemmend eingestufte Stoffe in Überdosis eingenommen höchst unterschiedlich wirken können: Ein Mal verstärken sich mit der Menge ihre krebshemmende Wirkung, ein anderes Mal bewirkten sie den gegenteiligen Effekt. Insgesamt, so die Empfehlung des Deutschen Instituts für Ernährungsforschung, hat eine natürliche, gesunde Ernährung den optimalen Effekt. Aus Sicht der Krebsvorsorge verhilft zusätzliche körperliche Bewegung vor allem zu einer besseren und rascheren Verdauung und damit zu einem „schnelleren Abschied" von kritischen Wirkstoffen. Nicht zuletzt: Wird der kräftige Hunger nach dem Sport mit richtiger, das heißt pflanzlicher Nahrung gestillt, werden zusätzlich krebshemmende Stoffe zugeführt. Wer sich gesund ernährt, tut nicht nur etwas für die schlanke Linie und sein Wohlbefinden, sondern verringert auch das Risiko, an Krebs zu erkranken.

Liebe Leserinnen, liebe Leser, wir sind nun am Schluss dieses Buches angekommen und Sie vielleicht am Anfang eines gesünderen und bewussteren Lebens. Es liegt an Ihnen, etwas daraus zu machen und nicht in alte Verhaltensmuster beim Essen zu verfallen. Legen Sie dieses Buch nach Ihrer erfolgreichen Diät nicht gleich weg, sondern blättern Sie ab und zu darin und beherzigen Sie die Tipps, die wir Ihnen darin geben. Damit es Ihnen auch in Zukunft gut geht!

Kapitel 17

Glossar – Ernährung und Schlankheit

Adipositas: Fettsucht, übermäßige Bildung von Fettgewebe. Ist ein Risikofaktor für eine Reihe von Erkrankungen wie Bluthochdruck, Diabetes, Gicht und Gefäßerkrankungen (Arteriosklerose).

Aminosäuren sind der Grundstoff, aus dem Eiweiß besteht. Es gibt knapp zwei Dutzend dieser alles Leben erst ermöglichenden Aminosäuren, die in unendlichen vielen unterschiedlichen Kombinationen miteinander verbunden sein können. Acht der lebenswichtigen Aminosäuren kann der Körper selbst nicht herstellen und muss sie durch die Nahrung erhalten. Deshalb werden sie die „essentiellen" Aminosäuren genannt.

Antioxidantien werden die Vitamine A, C, E und das Spurenelement Selen genannt, sie wehren den aggressiven Angriff von „Freie Radikale" genannten Sauerstoffteilchen auf die Körperzellen ab und stärken unser Immunsystem.

Ballaststoffe sind als unverdauliche Pflanzenbestandteile wichtig für die Verdauung. Sie beheben Verdauungsstörungen und transportieren Giftstoffe aus dem Körper. Sie haben für die Ernährung den großen Vorteil, anhaltend zu sättigen, ohne Fett abzugeben.

Biologische Wertigkeit ist ein Maßstab für die Fähigkeit der in Nahrungsmitteln enthaltenen Eiweiße, Körpereiweiß zu bilden. Die besten Ergebnisse werden durch die Kombination von Nahrungseiweißen erreicht – beispielsweise durch Kartoffeln und Ei.

Biotin: gehört zu den Vitaminen. Biotin kommt in Hefeprodukten, Hülsenfrüchten und Nüssen vor. Es spielt eine wichtige Rolle bei Stoffwechselprozessen.

BMI: Body Mass Index. Wird mit der Formel Gewicht (kg)/Körpergrösse^2 errechnet. Ein BMI-Wert von 19–24 für Frauen und 20-25 für Männer ist im Normalbereich, im fortgeschrittenen Alter kann er auch etwas höher sein.

Brennwerte sagen aus, wie viel Energie ein Lebensmittel enthält. Fett steht mit 9,3 kcal je Gramm ganz oben auf der Liste, Kohlenhydrate erreichen mit 4,1 kcal je Gramm nicht einmal die Hälfte. Je fettreicher die Kost, desto höher die Gefahr von Übergewicht.

Broca-Gewicht: Methode nach Broca zur Errechnung des Idealgewichts. Körperlänge (cm)-100.

Calcium ist ein Mineralstoff. Es kommt in Milchprodukten, Gemüsen und Schalentieren vor. Calcium ist wichtig für die Übertragung von Nervenimpulsen, die Muskelaktion und den Aufbau von Knochen und Zähnen.

Cholesterin braucht der Körper unter anderem für die Produktion von Gallensäure, bestimmten Hormonen und den Aufbau von Zellwänden. Den größten Anteil bildet er selbst. Cholesterin trägt gleichzeitig aber auch zur Gefäßverkalkung bei. Bei einer Blutuntersuchung ist allerdings zwischen dem „schlechten“ LDL-Cholesterin, das die Verkalkung vorantreibt, und dem „guten" HDL-Cholesterin zu unterscheiden, das eher vor Herzinfarkt schützt.

Diätpillen: Seit 1998 können bei Fettsucht Diätpillen eingesetzt werden (z.B. Xenical, Reductil). Diese Pillen sind verschreibungspflichtig und dürfen nur unter ärztlicher Aufsicht eingenommen werden.

Eisen: ein Spurenelement, es kommt in Leber, Fleisch, Vollkornprodukten und Gemüse vor. Eisen ist ein Baustein des roten Blutfarbstoffes, wichtig für den Sauerstofftransport.

Eiweiß oder Protein ist die Grundlage des Lebens und das Baumaterial des Organismus. Es besteht aus Aminosäuren, die in den unterschiedlichsten Verbindungen vorkommen. Einen Großteil seines Eiweißbedarfs muss der Körper durch die Nahrung aufnehmen, wobei die essentiellen Aminosäuren vornehmlich in tierischem Eiweiß vorkommen.

Energiebedarf: Menge an Energie, die der Körper für eine bestimmte Leistung benötigt (Grundumsatz, Leistungsumsatz). Wird in Kilojoule (kJ) oder Kilokalorien (kcal) angegeben.

Energiedichte: verwertbarer Energiegehalt der Nahrung, wird in Kilojoule oder Kilokalorien als Brennwert angegeben.

Enzyme sind Proteine, die als Katalysatoren chemische Reaktionen beschleunigen.

Essentiell sind die lebensnotwendigen Stoffe, die der Körper nicht erzeugen kann und die durch die Nahrung zugeführt werden müssen.

Fett ist der wichtigste und beste Energielieferant, von dem wir allerdings heute meistens zu viel zu uns nehmen. Das Überangebot fettreicher Nahrung ist der wichtigste Grund für Übergewicht.

Fettdepots: Nicht benötigtes Fett aus der Nahrung wird in Fettzellen zur späteren Verwendung gespeichert.

Fettsucht: siehe Adipositas.

Fettzellen: Über den Körper sind ca. 30 Milliarden Fettzellen verteilt, aus denen sich das Fettgewebe bildet. Fettzellen können ihr Volumen maximal verdreifachen. Gelangt weiterhin überflüssiges Fett in den Körper, werden neue Fettzellen gebildet.

Folsäure gehört zu den Vitaminen, sie kommt in frischem Grüngemüse und in Leber vor. Folsäure hat eine wichtige Funktion im Stoffwechsel.

Freie Radikale sind aggressive Sauerstoffteilchen, die in der Nahrung und der Atemluft vorkommen und bei der Immunabwehr entstehen. Durch Freie Radikale kann es zur Veränderung und Zerstörung von Körperzellen kommen. Der körpereigene Reparaturmechanismus wird durch Antioxidantien in Gang gesetzt.

Grundumsatz ist die Menge an Energie, die der Körper im Ruhezustand verbraucht. Er beträgt ca. 4,2 kJ (1 kcal) pro Stunde je kg Körpergewicht.

HDL-Cholesterin: High Density Lipoprotein. „Nützliche Cholesterine“, sie können an der Gefäßwand abgelagertes LDL-Cholesterin aufnehmen und zur Leber transportieren. So schützt HDL vor arteriosklerotischen Ablagerungen.

Jod: Ein Spurenelement in Seefisch, Milch, Eiern und jodiertem Speisesalz. Jod ist Bestandteil der Schilddrüsenhormone.

Jojo-Effekt ist das niederschmetternde Ergebnis der meisten Diäten. Er resultiert aus dem Bemühen des Körpers, nach Hungerperioden möglichst bald sein früheres Gewicht zurückzugewinnen.

Kalium ist ein Mineralstoff, der in Milch, Gemüse, Fleisch und Obst vorkommt. Kalium hat vielfältige Bedeutung im Stoffwechsel.

Kalorie ist der Brennwert von Nährstoffen und wird in Kilokalorien oder in Kilojoule angegeben.

Kalorie, leere: Nährstoffarme Lebensmittel liefern nur „leere" Kalorien.

Kalorienbedarf: Der tägliche Energiebedarf liegt für Frauen bei ca. 8.000 kJ (1.912 kcal), für Männer bei ca. 9.500 kJ (2.270 kcal).

Kilojoule: Maß für den verwertbaren Energiegehalt der Nahrung (1 kJ = 0,239 kcal).

Kilokalorie: Ist die Energiemenge, die benötigt wird, um 1 Liter Wasser um 1 Grad zu erwärmen (1 kcal = 4,184 kJ)

Kohlenhydrate sind Energielieferanten, die jedoch nur knapp halb so viel Energie beinhalten wie Fett. Sie erhalten außerdem wichtige Vitamine, Mineralstoffe und Spurenelemente.

Körperfettanteil: Nach Empfehlung des College of Sports Medicine, Los Angeles, liegen die optimalen Körperfettanteile für Männer bei 11% bis 17% und für Frauen 19% bis 22%.

Kupfer: Ein Spurenelement, das in Innereien, Fisch, Schalentieren und Nüssen vorkommt. Kupfer ist für die Bildung der roten Blutkörperchen wichtig.

LDL-Cholesterin: Low Density Lipoprotein. Die ungesunde Variante von Cholesterin. Ein erhöhter LDL-Wert kann ein Risikofaktor für koronare Herzkrankheiten (Arteriosklerose) sein. Hohe LDL-Werte sollten mit dem Hausarzt besprochen werden.

Leistungsumsatz: Menge an Energie, die der Körper für eine bestimmte Leistung benötigt. Er wird in Kilojoule oder Kilokalorien angegeben.

Magnesium: Ein Mineralstoff in Getreide- und Milchprodukten, Fleisch und Hülsenfrüchten. Magnesium ist wichtig für die Steuerung der Muskulatur. Durch Magnesiummangel können beim Sport Muskelkrämpfe entstehen.

Mangan: ein Spurenelement in Tee, Vollkornprodukten, Walnüssen und Sojabohnen. Mangan ist wichtig für den Aufbau und Erhalt von Knochengewebe.

Mineralstoffe nennt man die den organischen Vitaminen entsprechenden notwendigen anorganischen Bausteine für zahlreiche Funktionen des Körpers. Sie werden ausschließlich durch die Nahrung aufgenommen.

Nährstoffdichte: Lebensmittel, die pro Kalorie viele wichtige Nährstoffe liefern, haben eine hohe Nährstoffdichte.

Natrium: Ein Mineralstoff in Wurst, Käse, Würzmitteln und Salzgebäck. Natrium ist wichtig für Gewebespannung und Wasserhaushalt.

Niacin gehört zu den Vitaminen. Es kommt in Hefeprodukten, Obst und Gemüse vor. Niacin hat eine wichtige Funktion im Stoffwechsel.

Normalgewicht: Wird mit dem Body-Mass-Index ermittelt. Ein BMI-Wert von 19-24 für Frauen und 20-25 für Männer ist normal.

Pantothensäure gehört zu den Vitaminen, ist in vielen pflanzlichen und tierischen Nahrungsbestandteilen enthalten.

Phosphor ist ein Mineralstoff in Milch- und Vollkornprodukten. Phosphor ist wichtig für den Aufbau der Struktur von Knochen und Zähnen.

Riboflavin: Ein Vitamin, das in Milch und Eiern enthalten ist. Es spielt als Coenzym eine wichtige Rolle.

Selen: ein Spurenelement in Leber, Muskelfleisch, Hülsenfrüchten und Getreideprodukten. Selen ist ein Antioxidanz, es schützt den Körper vor Freien Radikalen.

Spurenelemente: Mineralstoffe, die vom Körper in winzigen Mengen (Mikrogramm) benötigt werden.

Übergewicht: Wird mit dem BMI ermittelt. Werte von 24–30 für Frauen und 25–30 für Männer bedeuten übergewichtig, Werte von 30 und mehr stark übergewichtig.

Vitamine steuern zahlreiche Prozesse des Körpers. Während der Körper einige von ihnen selber herstellen kann, müssen viele der lebenswichtigen Vitamine mit der Nahrung zugeführt werden.

Vitamin A ist in Leber, Milch und Eigelb enthalten. Vitamin A ist ein wichtiger Radikalenfänger (Antioxidanz).

Vitamin B_1 (Thiamin) findet sich in Reis und Getreide. Vitamin B_1 spielt im Stoffwechsel eine Rolle.

Vitamin B_2: Ein Komplex aus mehreren Vitaminen und zwar: Riboflavin, Folsäure, Niacin, Pantothensäure.

Vitamin B_6 (Pyridoxal) ist Bestandteil von Fleisch, verschiedenen Gemüsesorten und Vollkornprodukten. Es aktiviert im Stoffwechsel die Aminosäuren.

Vitamin B_{12} (Cobalamin) kommt in Fleisch, Leber, Milch und Eiern vor. Es kann in der Leber gespeichert werden.

Vitamin C (L-Ascorbinsäure) wird vor allem mit frischem Obst und Gemüse aufgenommen. Vitamin C schützt den Körper vor dem Angriff der Freien Radikale.

Vitamin D: Kann vom Körper selbst hergestellt werden. Vitamin D regelt den Kalzium-Haushalt.

Vitamin E (Tocopherol) kommt in Pflanzen vor, z.B. in Weizenkeimlingen. Vitamin E schützt vor Freien Radikalen.

Zink: Ein Spurenelement, das in Fleisch, Fisch, Schalentieren, Eiern, Milch und Milchprodukten vorkommt. Zink ist ein Bestandteil zahlreicher Enzyme.

Stichwortverzeichniss

Literaturverzeichnis

Dr. M. Blumenkrantz: The World's Oldest Metabolic Disorder, www.Quantumhcp.com/obesity.htm 2000

Dr. Kenneth Cooper: Die neuen Gesundmacher – Antioxidantien, München 1995

Deutsche Gesellschaft für Ernährung: Empfehlungen für die Nährstoffzufuhr, Frankfurt 2000

Dr. med. Hermann Geesing: Die beste Waffe des Körpers: Enzyme, München 1990

Dieter Henrichs: Handbuch Nähr- und Vitalstoffe, Papenburg 1997

Ulrich Klever: Klevers GU Kompaß Kalorien & Fette, München 1997

Roman C. Mühlbauer: Ich will wissen was ich esse, Bern 1998

Maria Nippe: Die Schlankformel: Weniger Fett – mehr Vitalstoffe, Berlin 1996

Klaus Oberbeil: Fit durch gesunde Ernährung, München 1994

Obesity Meds and Research News, www.Obesity-news.com 2000

Udo Pollmer: Prost Mahlzeit! Krank durch gesunde Ernährung, Köln 1994

Edith Pospisil: Mittelmeerdiät. Gesund genießen, länger leben, München 1997

Dr. med. Karf Pflugbeil: Vital Plus, Frankfurt 1994

Prof. Dr. Volker Pudel: Was man alles über Cholesterin wissen muß, Niedernhausen 1991

Dr. med. Gisela Rauch-Petz: Gesundheit und Fitness für Herz und Kreislauf, München 1996

Dr. med. Ulrich Strunz: forever young, das Erfolgsprogramm, München 1999

Dr. med. Hasso Thalmann: Zell-Fit, Gesundheit nach Maß, München 1994

Ulla Unger-Göbel: GU Kompaß Vitamine, München 1997

Verbraucherzentrale: Schlaraffenland aus dem Labor?, Düsseldorf 1993

Nicolai Worm: Ein Wegweiser in die Ernährungsphysiologie, München 1989

Nicolai Worm: Über Glaube, Hoffnung und Wahrheit moderner Ernährungslehren, München 1989

Bezugsquellen

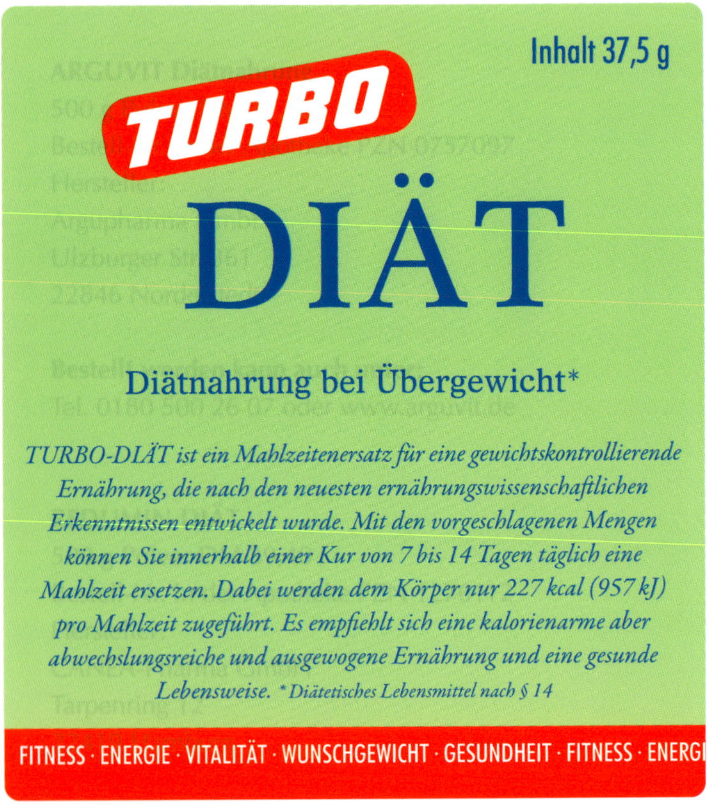

Sie benötigen für eine Diät von:

8 Tagen – 2 Dosen
10 Tagen – 3 Dosen
14 Tagen – 4 Dosen